新技能·新岗位 | 职业技能培训教材

中医健康管理师

（初级 中级 高级）

人力资源社会保障部教材办公室　组织编写

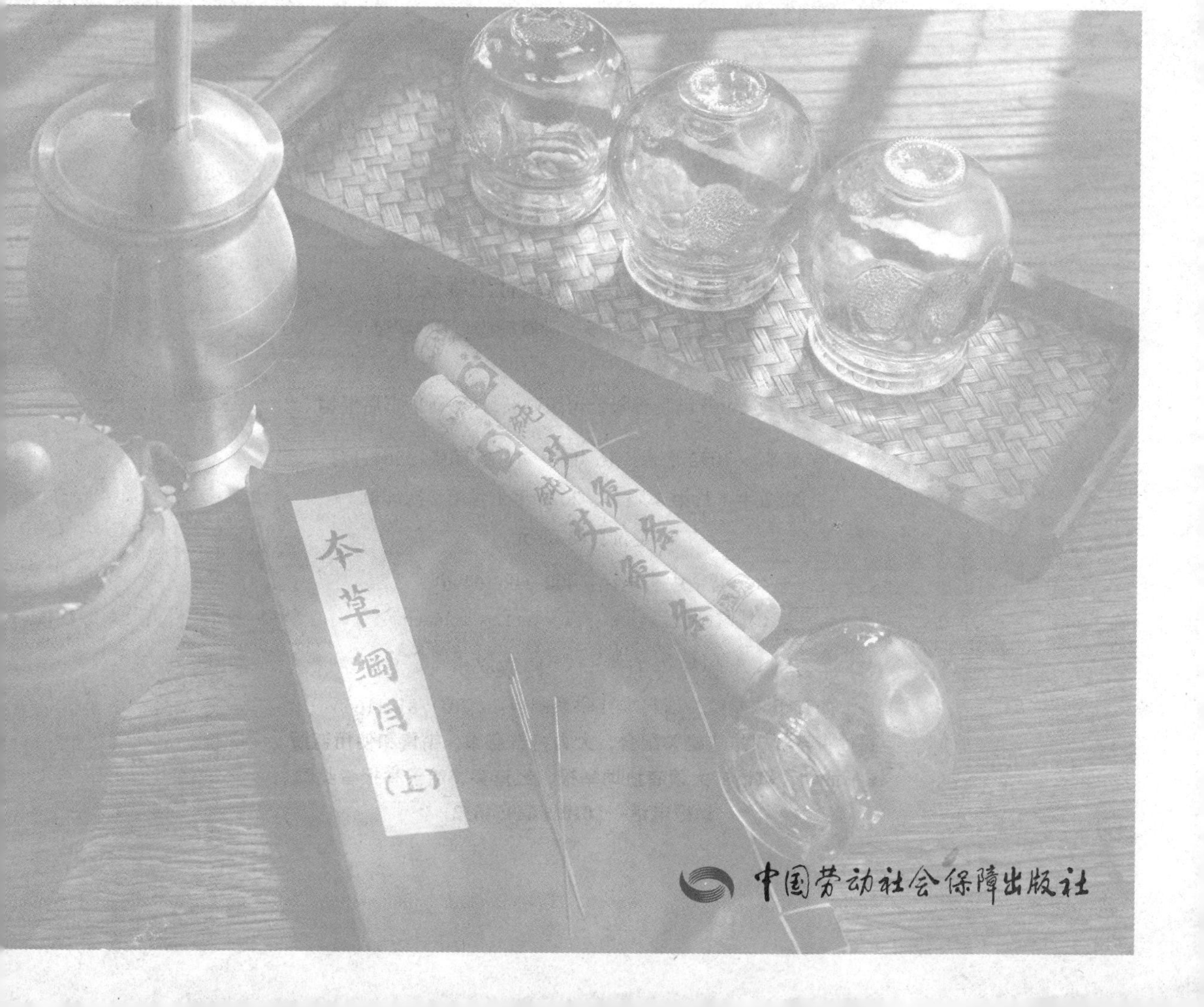

中国劳动社会保障出版社

图书在版编目(CIP)数据

中医健康管理师:初级 中级 高级/人力资源社会保障部教材办公室组织编写.--北京:中国劳动社会保障出版社,2022

职业技能培训教材

ISBN 978-7-5167-5157-2

Ⅰ.①中… Ⅱ.①人… Ⅲ.①中医学-保健-技术培训-教材 Ⅳ.①R212

中国版本图书馆 CIP 数据核字(2021)第 249654 号

中国劳动社会保障出版社出版发行

(北京市惠新东街1号 邮政编码:100029)

*

三河市华骏印务包装有限公司印刷装订 新华书店经销

787 毫米×1092 毫米 16 开本 15.25 印张 264 千字
2022 年 1 月第 1 版 2023 年 1 月第 2 次印刷

定价:41.00 元

营销中心电话:400-606-6496

出版社网址:http://www.class.com.cn

版权专有 侵权必究

如有印装差错,请与本社联系调换:(010)81211666
我社将与版权执法机关配合,大力打击盗印、销售和使用盗版图书活动,敬请广大读者协助举报,经查实将给予举报者奖励。
举报电话:(010)64954652

专家委员会

主　　任　林永宁
副 主 任　郑旭东　郭冠华　商　微
委　　员　陈永祥　仝桂兰　曲俊业　王元利　田志军　罗华丽　郭　玲
　　　　　　刘士宝　吴红梅　王红英　刘秀英　黄　伟

编审委员会

主　　任　张　苹
副 主 任　景汇泉　刘文娟
委　　员　樊国华　吴　双　安苗苗　岳　诚　刘　钢　卢艳丽　刘晓玲

编写人员

主　　编　杨静秋　赵淑芬
执行主编　田环环　宋春国
副 主 编　李　涛　范　轶　郭吉海　王　倩　刘玉华　祁首鸣　吴　双
　　　　　　安苗苗
编写人员　曹　倩　曹昺焱　孙晓静　宋小娟　徐传芳　范树刚　王　茜
　　　　　　许　婧　路　遥　冯延红　陈红庆　李　娜　吕志伟　刘斐斐
　　　　　　林玉凯　刘　伟　白涵睿　佟建霞　魏　东　卜繁岭　李淑丽

前 言

为贯彻落实中共中央、国务院《关于分类推进人才评价机制改革的指导意见》精神，推动中医健康管理师培训工作的开展，推进实施职业技能提升行动，人力资源社会保障部教材办公室组织有关专家编写了中医健康管理师职业技能培训教材。

本套教材结合岗位工作实际编写，内容上体现"以职业活动为导向、以职业能力为核心"的指导思想；结构上针对中医健康管理活动领域，按照职业功能模块分级别编写。本书适用于初级、中级、高级中医健康管理师的培训。

本书在编写过程中得到了中国中医科学院广安门医院、北京市隆福医院、山东大学齐鲁医院、德州职业技术学院、山东省临沂市妇幼保健院、重庆医科大学中医药学院、内蒙古医科大学中医学院、营口市中西医结合医院等单位的大力支持，在此一并表示感谢。

人力资源社会保障部教材办公室

目 录

初级部分

第一章 健康信息收集和健康干预 …………………………………………………… 3
  第一节 健康信息概述 ……………………………………………………………… 3
  第二节 健康信息收集——常规资料的收集 …………………………………… 6
  第三节 健康干预——膳食管理 ………………………………………………… 7

第二章 健康风险评估 ……………………………………………………………… 16
  第一节 健康风险评估的目的 …………………………………………………… 16
  第二节 健康风险评估的基本步骤 ……………………………………………… 17
  第三节 一般健康状况评估 ……………………………………………………… 18

第三章 健康档案的建立与信息管理 …………………………………………… 23
  第一节 健康档案的分类建立 …………………………………………………… 23
  第二节 居民健康档案的建立步骤 ……………………………………………… 30

第四章 耳穴保健 …………………………………………………………………… 32
  第一节 耳穴定位 ………………………………………………………………… 32
  第二节 常用耳穴定位和主治 …………………………………………………… 33
  第三节 耳穴保健的操作 ………………………………………………………… 39

第五章　传统运动保健方法 ... 42
第一节　八段锦习练 ... 42
第二节　五禽戏习练 ... 47

第六章　每日身体活动与健康指导 ... 55
第一节　晨练 ... 55
第二节　午休 ... 57
第三节　晚练 ... 58

第七章　食谱编制（交换份法） ... 60
第一节　食谱编制的理论准备 ... 60
第二节　交换份法编制食谱 ... 64

第八章　常见慢性病的中医健康管理 ... 68
第一节　颈椎病的中医健康管理 ... 68
第二节　糖尿病的中医健康管理 ... 71

中 级 部 分

第九章　健康信息收集和健康干预 ... 77
第一节　健康信息收集——问卷调查 ... 77
第二节　健康干预——运动管理 ... 80

第十章　健康风险评估 ... 86
第一节　生活质量评估 ... 86
第二节　运动评估 ... 89

第十一章　中医传统保健 ... 92
第一节　拔罐保健 ... 92
第二节　刮痧保健 ... 95

第十二章　传统运动保健方法 … 104
　　第一节　太极拳习练 … 104
　　第二节　太极剑习练 … 117

第十三章　四季身体活动健康指导 … 129
　　第一节　春季适宜进行的身体活动 … 129
　　第二节　夏季适宜进行的身体活动 … 130
　　第三节　秋季适宜进行的身体活动 … 132
　　第四节　冬季适宜进行的身体活动 … 133

第十四章　食谱编制（计算法） … 135
　　第一节　个人食谱编制 … 135
　　第二节　群体食谱编制 … 142

第十五章　常见慢性病的中医健康管理 … 146
　　第一节　慢性胃炎 … 146
　　第二节　原发性高血压 … 148

第十六章　中医健康知识宣教 … 151
　　第一节　中医健康知识宣教概述 … 151
　　第二节　中医健康知识宣教的分类和策略 … 153

高级部分

第十七章　健康信息收集与健康干预 … 159
　　第一节　健康信息收集——访谈法 … 159
　　第二节　健康干预——心理干预 … 163

第十八章　健康风险评估 … 168
　　第一节　心理评估 … 168
　　第二节　行为改变阶段判断 … 170

第十九章　灸法 ··· 173
第一节　灸法分类 ··· 173
第二节　灸法保健的适应证、禁忌证及注意事项 ····················· 177

第二十章　推拿保健 ··· 180
第一节　摆动类手法 ··· 180
第二节　挤压类手法 ··· 185
第三节　摩擦类手法 ··· 192
第四节　叩击类手法 ··· 198
第五节　振颤类手法 ··· 200
第六节　运动关节类手法（在专业人员指导下操作）············· 203

第二十一章　食谱评价与调整 ·· 216
第一节　定性评价 ··· 216
第二节　定量评价 ··· 218

第二十二章　常见慢性病的中医健康管理 ······························ 221
第一节　冠心病的中医健康管理 ·· 221
第二节　脑梗死的中医健康管理 ·· 223
第三节　银屑病的中医健康管理 ·· 225

第二十三章　中医健康管理知识培训 ······································· 227
第一节　中医健康管理知识培训计划的制订 ·························· 227
第二节　中医健康管理知识培训计划的实施 ·························· 229
第三节　中医健康管理知识培训计划的评价 ·························· 231

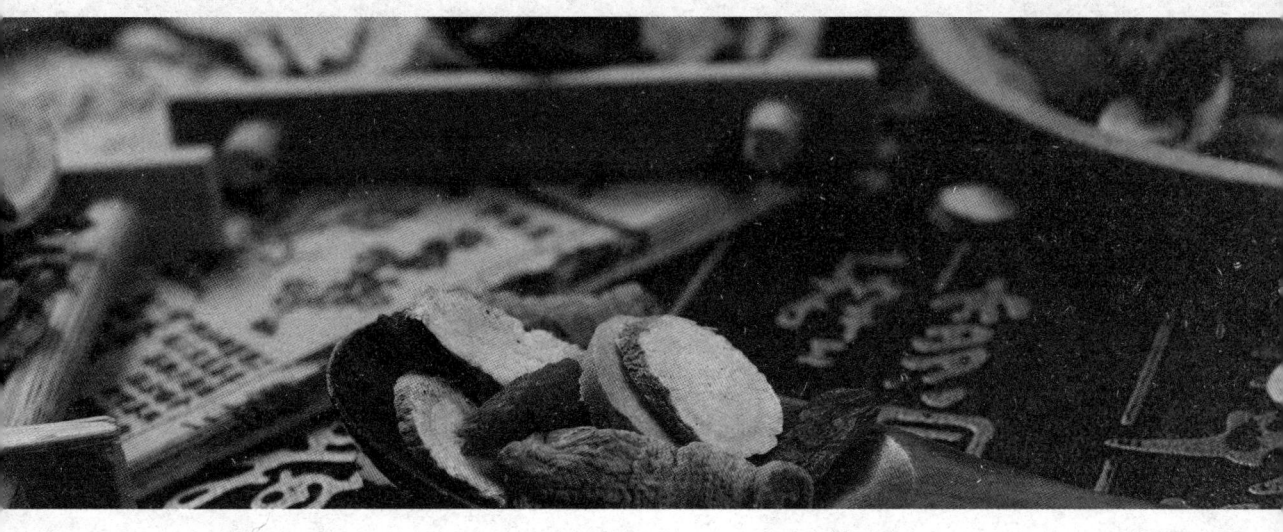

初级部分

第一章

健康信息收集和健康干预

第一节 健康信息概述

一、健康信息的内容

健康信息大致可以分为两大部分：一是健康管理服务的环境和资源信息；二是实施健康管理服务中采集利用的个体危险因素信息。

1. 环境和资源信息

（1）社区环境信息

1）人口状况。人口总数及年龄与性别构成，人口的迁移与流动等。

2）经济状况。当地工农业生产总值，财政收入与支出，人均收入水平及收入差别，主要收入来源等。

3）文化观念。居民的受教育程度，当地的风俗习惯，居民对健康与疾病的看法及对各种卫生服务的认识与态度等。

4）社会环境。当地婚姻状况、家庭结构及成员关系，以及社会支持系统状况，行政区划、学校及其他组织状况，政府对卫生工作的支持与社会技术资源（如电力供应、通信设施等）状况等。

5）自然环境。当地地理特征与气候状况，住房、水源、食物情况，排泄物处理设施等。

6）科技环境。医学及相关科学与技术的发展动态等，远程辅助医学诊断与远程医学教育信息管理等，药品、制剂、器械的新技术新方法等。

7）政策环境。卫生政策、法规，财务、物价管理等。

（2）居民健康状况信息

1）总体健康。总死亡率、婴儿死亡率、孕产妇死亡率、期望寿命等。

2）身体健康。传染病，地方病，职业病及癌症、心脑血管疾病等的发病（患病）与死亡情况等。

3）心理健康。主要精神疾病（紧张、抑郁症等）的患病情况等。

4）社会健康。社会交往与人际关系障碍情况及社会适应能力等。

（3）居民卫生行为信息

1）吸烟行为。吸烟总人数及其人群分布，以及吸烟量大小、开始吸烟的年龄、吸烟时间长短等。

2）饮酒行为。饮酒人数与分布，饮酒量与频度，饮酒起始年龄与时间长短等。

3）饮食习惯。居民的主食品种、口味，以及偏食和烟熏等食品的摄入情况等。

4）就医行为。居民计划免疫、妇幼保健等服务的接受与参与程度，居民生病后就医的及时程度以及对医嘱的依从性等。

（4）卫生资源信息

1）人力资源。卫生人员的数量与种类、年龄结构、专业分布与构成等。

2）经费资源。财政拨款、专项建设费用、业务收入及各项支出等。

3）物质资源。药房、诊所、病房等的数量、状况与分布等，药品的供应情况，诊疗仪器、床位、交通工具等的数量、完好状况与利用率等。

4）信息资源。书籍与手册，记录与报告，社区调查研究资料等的拥有量、质量与利用率等。

（5）卫生服务信息

1）医疗服务。不同地区、不同层次提供的医疗服务的种类、数量和质量等。

2）预防服务。计划免疫、健康教育、改水改厕等的开展情况。

3）保健服务。孕产妇系统管理、妇女常见病防治及儿童生长发育监测工作情况等。

4）康复服务。残疾人的社区康复工作开展情况等。

（6）卫生产出信息

1）效率与效果。不同健康管理服务机构所提供的卫生服务的数量与质量，各类卫生服务的成本效益大小等。

2）公平性。不同人群对卫生服务的利用情况等。

3）满意度。居民对卫生服务的满意度状况、意见和要求等。

（7）卫生管理信息

1）目标计划。组织的功能、使命与目标，组织的规划与计划机制和过程等。

2）组织制度。组织的管理体制、制度等。

3）监督控制。上级对下级的技术与管理指导等。

2. 个体危险因素信息

（1）个人行为和生活方式。如吸烟饮酒、体力活动情况等。

（2）环境因素。如经济收入、居住条件、家庭关系、工作环境、生理刺激等。

（3）生物遗传因素。如年龄、性别、种族、身高、体重等。

（4）医疗卫生服务。如有无定期健康检查。

（5）原有疾病史、生育史、家庭疾病史等。如有无原因不明的肛门出血、慢性支气管炎、肺气肿、糖尿病等，初婚年龄、妊娠年龄、生育胎数等，家庭中是否有人患有心脏病、乳腺癌、糖尿病等。

二、健康信息的特点

健康信息除了具有信息的基本特征，如可度量、可识别、可转换、可存储、可处理、可传递、可再生、可压缩、可利用、可共享外，还包括以下特点。

1. 个体属性

健康管理的绝大多数信息都是来自每一个居民个体，例如生活方式的相关信息，饮食习惯、口味轻重、吸烟与否等，每个人都不一样，而生理生化指标、健康状况等更是因人而异。因此，"个体属性"是健康信息的一个特点。在进行健康信息管理时必须重视这个特点，要为每一个接受健康管理的居民建立健康档案，并根据个体的变化及时更新健康档案。

2. 连续属性

健康管理服务是一种连续性的服务。健康档案是健康管理服务工作开展的基础，每个人的健康档案开始于他的出生，记录了他最初的信息，甚至更早的胚胎时期的信息，并伴随其一生，直到生命的终了。一份完整的健康档案是一个人从出生到死亡的整个过程，包括其健康状况的发展变化情况以及所接受的各项卫生服务记录的总和，故健康管理服务的信息具有连续属性。

3. 群体属性

健康管理信息是在一定范围（即一个社区）内产生的，它具有共同的自然环境、社会人文环境、社区资源条件。这些社区基础信息的共性，会产生带有社区群体属性的健康信息，例如饮水中氟含量高的地区容易发生氟斑牙，缺碘地区的居民容易发生地方性甲状腺肿等。

三、健康信息的作用

健康管理信息的群体性，要求在设计信息管理系统时，必须从宏观的公共卫生的角度去挖掘、分析、综合这些信息，作出"社区诊断"，制定"社区处方"，给健康管理服务提供科学的依据。

1. 信息是决策和计划的基础

制定决策与计划是管理中最重要的职能和任务，但科学的决策与计划必须以全面反映客观实际的信息为依据。从一定意义上说，决策的水平和质量取决于信息工作的水平和质量。如要制订高血压疾病管理工作年度计划，就必须以前几年高血压疾病管理服务工作开展情况为依据，结合来年可能发生的主客观因素的影响加以分析，然后才能作出计划。

2. 信息是控制和监督健康管理工作的依据

任何一项健康管理工作的完成，都或多或少会受到一些意想不到的外部因素的干扰，使健康管理工作不可能完全按照预先的决策和计划实施，需要协调和控制，这就必须了解和消除这种偏差，这要依靠信息的传递来实现。

第二节　健康信息收集——常规资料的收集

健康管理服务信息可通过收集常规资料、问卷调查、个别访谈以及健康体检等获得。

常规资料是医疗、卫生、防疫、保健部门的日常工作记录、报告卡和有目的的统计报表。它包括两类：一类是日常工作记录和报告卡；另一类是定期归纳整理出来的统计报表。

一、日常工作记录和报告卡

1. 医院日常工作记录和报告卡,如医院的门诊病历、住院病历、病理或其他医学检验记录等。这部分资料可从医院病案室或相应的科室及医学检验、影像诊断等部门获取。医院常规的报告卡分为传染病、职业病、地方病报告卡,除此之外,还有恶性肿瘤发病或死亡报告卡、出生报告卡和死亡报告单等。

2. 卫生防疫部门日常工作记录和报告卡,如疫情报告、死亡报告、出生资料、传染病发病资料、慢性病及肿瘤监测的资料等。

3. 其他部门的日常工作记录,如学生保健记录、商业部门记录及气象部门记录等。

收集和使用上述三种资料时,要特别注意它们的完整性和正确性。这类记录和报告卡的填写者涉及很多人,这些人往往不固定,又是在一个相当长的时期内不断填写出来的,所以,这部分资料经常会出现重复、漏项、填写不清,甚至错误。其中,报告卡最容易出现重复和填错。因此对于常规资料要经常检查与核对,及时纠正错误,而不能等到大量积累后或面临分析时才核实纠正。

二、统计报表

统计报表来自医疗卫生单位和非医疗卫生单位两方面。它们是国家规定的报告制度,由医疗卫生机构和非医疗卫生机构将日常工作记录和报告卡定期整理逐级上报。统计报表有旬报、月报、季报、年报等。

第三节 健康干预——膳食管理

良好的饮食习惯及合理的营养(每日摄入量适宜、营养素搭配比例合理)是保证身体健康、预防疾病的首要因素。各种食物所含的营养素不同,而人体每日所需要的营养素大体上恒定,因此必须通过多种食物进行搭配,方可得到所需要的各种营养素。这种全面达到营养素供给量的膳食称为合理膳食。

一、膳食能量与合理能量配比

人体要靠每天摄入的食物来获得能量,以满足肌体进行基础代谢(维持正常体温、呼吸、心跳、分泌等)和体力活动。人体所需的能量来源主要是食物中的碳水化合物、脂肪和蛋白质。它们又被称为"生热营养素"。

1 g 碳水化合物在体内氧化所产生的能量为 16.8 kJ,1 g 脂肪在体内氧化所产生的能量为 37.8 kJ,1 g 蛋白质在体内氧化所产生的能量为 16.8 kJ。

在正常情况下,人体摄入总能量与消耗总能量处于动态平衡之中。摄入总能量是指每日摄入的所有食物产生的总能量。消耗总能量是指基础代谢消耗、食物特殊动力作用和运动消耗的能量。当摄入总能量大于消耗总能量时,人体体重就会增加。

在保持摄入与消耗总能量平衡的同时,还应注意能量比,能量比包含每餐能量占总能量的比和一种营养成分产生的能量占总能量的比。

1. 正常情况各餐能量分配比原则

正常情况各餐适宜能量分配比见表 1-1。对血糖高的人和代谢综合征的患者,提倡少食多餐。

● 表 1-1 各餐适宜能量分配比

餐次	早餐	加餐	午餐	加餐	晚餐	加餐
三餐	30%		40%		30%	
四餐	30%		30%	10%	30%	
五餐	30%	10%	30%	10%	20%	
六餐	20%	10%	30%	10%	20%	10%

2. 三大营养素能量平衡比

总能量中,碳水化合物应占 55%~65%,脂肪占 20%~30%,蛋白质占 10%~15%。

设计平衡膳食时,以各种食物中所含营养素的量为基础,而这个量是指烹调前的量。因此,为保证人体所摄入的营养素实际量与设计量接近,必须注意合理加工和烹调。

二、合理加工和烹调方法

食物在加工、烹调过程中会造成营养素损失。在切菜过程中，蔬菜中的维生素 C 通过切口与空气接触被氧化破坏。浸泡也可使矿物质、维生素 C 和 B 族维生素损失。

1. 洗

一般淘米不要超过 3 次，洗米忌用力搓洗。洗蔬菜或水果，宜先洗后切，切后暴露时间不宜过长，不可泡在水中。

2. 切

切后应立即食用或烹调。凡可带皮食用的瓜果尽量不去皮。

3. 焯

焯菜要在水沸时放入，并尽量减少菜在水中的时间。焯完的菜，不要过多地挤去其中的水分。

4. 煮

煮菜时最好使汤浓缩与菜一起进食，做汤时待水沸再将菜下锅。煮骨头汤、鱼汤时加少许醋，可促进钙的溶解，利于吸收。

5. 炒

炒菜时，应采用急火快炒的方法，尽量少加水，可减少水溶性维生素和矿物质的损失。

6. 蒸

鱼、蔬菜等宜采用蒸的方法制作，等锅中的水沸腾后再蒸，可以减少营养素的损失。

7. 炸

炸的方式会使食物中的维生素严重损失，但若在所炸食物的表面挂糊，避免食物直接与油接触，可起到一定的保护作用，减少营养素的损失。

三、营养素之间的关系与合理膳食的搭配原则

1. 营养素之间的关系

（1）三大营养素与维生素间的关系。蛋白质、脂肪、碳水化合物这三大营养素的能量代谢过程，需要维生素 B_1、维生素 B_2 和烟酸的参与，因而这三种维生素的需要量随能量代谢的增加而增大。

膳食中多不饱和脂肪酸越多，体内越容易产生过氧化物，这时便需要增加维生素 E 的摄入量以对抗氧化损伤。

膳食中如果蛋白质过少，则维生素 B_2 不能在体内存留而经尿排出。

（2）氨基酸之间的相互关系。必需氨基酸和非必需氨基酸都是合成蛋白质所必不可少的。为使蛋白质合成能够正常进行，必须充足地供给这两类氨基酸。食物中缺乏某一种或几种氨基酸时，可在食物中添加化学合成的氨基酸，强化所缺的氨基酸，以提高其蛋白质营养价值。过量加入某一种氨基酸，造成氨基酸不平衡，反而会降低蛋白质的利用率。

（3）矿物质之间及矿物质与其他营养素间的关系。钙和磷共同构成牙齿和骨骼，适当的钙磷比例为 1∶1。如果磷过多，会妨碍钙的吸收。血液内钙、镁、钾、钠等离子的浓度必须保持适当比例，才能维持神经和肌肉的正常兴奋性。钙摄入过多会妨碍铁和锌的吸收，锌摄入过多又会抑制铁的利用。硒对氟有拮抗作用，大剂量硒可降低氟骨症病人骨骼中的氟含量。硒和维生素 E 互相配合可抑制脂质过氧化物的产生。蛋白质对微量元素在体内的运输有很大作用。例如，铜的运输靠铜蓝蛋白；铁的运输靠铁蛋白；锌参与蛋白质合成，锌缺乏会影响儿童生长发育。碘是甲状腺素的组成成分，而甲状腺素是调节人体能量代谢的重要激素，对蛋白质、脂肪和碳水化合物的代谢有促进作用。

2. 合理膳食的搭配原则

合理膳食可概括为两句话：一、二、三、四、五、六、七；红、黄、绿、白、黑。

"一"指每日一袋牛奶。我国居民膳食普遍缺钙，每日一般膳食钙摄入量在 500 mg 左右，每袋牛奶含钙约 250 mg，两者相加接近中国营养学会要求的每日摄入钙 800 mg 的标准。牛奶补钙有助于预防高血压及动脉粥样硬化，也有助于预防中老年人因骨量减少所致的骨痛、龟背及骨折。

"二"指每餐主食二两左右，每日 250 g 左右碳水化合物相当于主食 6 两。通过调控主食，可调控血糖、血脂及体重。

"三"指每日三份或四份优质蛋白食品，约相当于每千克体重摄入蛋白质 1~1.5 g。每份优质蛋白食品相当于 25 g 黄豆、50 g 瘦肉、1 个鸡蛋、100 g 豆腐、100 g 鱼虾、100 g 鸡鸭。优质蛋白的选择顺序为：鱼虾蛋、鸡鸭（去皮）、猪牛羊的瘦肉。优质蛋白的摄入可降低血压，降低冠心病的死亡率。

"四"指四句话：有粗有细，不咸不甜，三四五顿，七八分饱。粗细粮搭配有明显的蛋白质互补作用，能提高蛋白质利用率。粗粮的纤维素有助于降血脂，预防糖尿病、结肠癌、乳腺癌。太咸的食物对健康不利，每日摄入食盐 5~6 g 已达到生理需要量，而我国居民已大大超标。摄入过多甜食会导致肥胖、高胆固醇血症和高甘油三酯。在总量控制的前提下，可少量多餐，有利于防治糖尿病、减肥、降血脂。克服不吃早餐的不良习惯，它与肥胖、脂肪肝、血脂异常（高血脂）有关。

"五"指每日 500 g 蔬菜和水果。新鲜蔬菜和水果除补充维生素、纤维素、微量元素以外，还有重要的抗癌作用。膳食中的抗氧化物可降低冠心病发病的风险，蔬菜是食物中抗氧化物的主要来源，包括西红柿、胡萝卜、洋葱等。

"六"指每日 6 g 盐。正常人的日食盐量应为 6 g，但是现在北方人大多超过了这个量，量大之后容易发生糖尿病、高血压等疾病。

"七"指 7~8 杯白开水。正常人每天除了饮食之外，应当多喝白开水。白开水能补充水分、各种微量元素，同时能增加体内液体代谢。

"红"指红葡萄酒。每日饮 50~100 mL 红葡萄酒，能升高高密度脂蛋白胆固醇，减轻中老年人动脉硬化。世界卫生组织提出：喝酒越少越好。饮啤酒不宜超过 300 mL，白酒不宜超过 25 mL。每日饮酒乙醇量控制在 15~30 g 为宜。

"黄"指黄色蔬菜。黄色蔬菜如胡萝卜、西红柿等，此类蔬菜富含胡萝卜素，能在体内转化为维生素 A。

"绿"指绿茶。绿茶含有的茶多酚最多，有较强的抗氧化作用，可抗动脉硬化和防癌。

"白"指燕麦粉和燕麦片。每日食用燕麦片粥，可降低血胆固醇和甘油三酯，对糖尿病患者效果尤其明显。

"黑"指黑木耳。每日食用 10~15 g 黑木耳即可有明显的抗血小板聚集、抗凝、降低胆固醇的作用。

四、膳食管理的原则

1. 因人而异，量出为入

应根据人群的年龄、性别、职业劳动强度、爱好的运动等，确定进食多少，以避免肥胖。膳食管理是糖尿病等慢性病综合治疗中的基础方法，应根据不同的人、不同的病情、不同的病程来管理膳食。

2. 平衡膳食，结构合理

膳食中必须具备谷薯、菜果、肉蛋与油脂四大类，不可偏废。在总能量确定的前提下，适当调整，以达到既防治慢性病，又保证肌体正常生理功能的目的。

3. 长期坚持，终身遵守

膳食管理需长期坚持方可达到防治目的。要让管理对象了解膳食管理的意义和方法，主动配合膳食管理，并乐于长期坚持。

五、膳食管理的具体方法

在对管理对象进行膳食干预管理之前，中医健康管理师必须充分认识到膳食干预的重要性和必要性，了解营养方面的相关知识。在管理过程中需发现膳食主要存在的问题，选择应优先解决的问题，最终使管理对象的每日饮食均能达到总能量平衡、结构合理，并持之以恒，使之保持膳食管理的最佳效果。

膳食管理的步骤和方法：

1. 治疗前的准备

（1）让管理对象充分了解整个干预计划。管理对象应了解的信息有以下方面：

1）危险因素的程度。

2）干预的重要性和必要性。

3）干预的计划和干预可能持续的时间。

4）干预中要注意克服的困难。

（2）对管理对象进行健康教育，安排听健康教育课1~2次，发宣传材料，让管理对象了解什么是健康的膳食习惯，进一步坚定接受干预的决心。

（3）发给管理对象膳食记录表格，指导其进行膳食记录。初次记录要求隔日或连续记录5~7天，必须包括周末的某一天。应记录所有摄入的食物，包括零食。

（4）指导管理对象使用能量监测仪，要求把每日的运动消耗和总能量消耗记录填入表内。

2. 膳食干预第一阶段

在起始几天，不要期望管理对象能立即写出标准的膳食日记，应逐渐指导管理对象掌握记录膳食日记的方法。膳食日记的记录是膳食干预的关键，直接关系到干预的结果。

（1）中医健康管理师的工作内容

1）发现管理对象不良膳食习惯和饮食偏好；记录天数达到规定要求；询问记录表空白处是否漏记；获得更多信息后，协助填写缺项。

2）指导记录膳食日记。对在家庭就餐者，嘱其家中使用盐勺、油勺等量具，便于掌握油、盐食用量。推荐使用米勺、面勺，有条件的可购买配餐秤。与家人一起就餐者，可通过记录每餐原材料的用量来推算管理对象的饮食量，要力求将油、肉、坚果等高能量的食物记录准确。必要时请家中负责做饭的家属一起来接受辅导。对常在外就餐者，嘱其尽量减少在外就餐次数。必须在外就餐时，嘱其选择蒸、煮、拌等方式做出的低能量食物。

3）纠正不良饮食习惯。管理对象每次就诊时，给出的建议最好不超过四条，并应记录在膳食日记或饮食、运动处方上，以便于管理对象执行。初次的膳食记录会有许多可纠正处，中医健康管理师应向管理对象指出，但不要期望管理对象会在一夜之间抛弃多年形成的不良习惯，而应耐心地反复引导。正确的方法是将问题记录在健康处方中，再择最重要的几条告诉管理对象并建议改正，等该问题基本改正后，再提出下一步的纠正目标。一般来说，最初的膳食记录由于不可能进行能量的精细计算，一般不需输入计算机进行膳食分析。

（2）膳食干预第一阶段存在的问题及处理方法见表1-2。

● 表1-2 膳食干预第一阶段存在的问题及处理方法

存在问题	处理方法
餐次不合理：少于3餐/天或多于4餐/天（血糖异常和有特殊情况者除外） 就餐不规律：暴饮暴食。7天中有5次以上为重度，3~4次为中度，1~2次为轻度	餐次少者，要保持每日三餐的正常进食；对于零食摄入过多者，应隔离食物，不让其轻易得到；不暴饮暴食，减少应酬，宴会时控制饮食
高能量饮食摄入过多：粗算后摄入能量大大超标，一餐的摄入能量大于一天的总能量	将计算结果告诉管理对象，选择低能量食物，以标准食谱作为选择食物的参考
果蔬摄入太少：7天中有5天摄入蔬菜少于500 g，7天中5天以上不食用水果	鼓励多吃果蔬
优质蛋白与奶类缺乏	以健康食谱作为选择食物的参考
油脂、盐摄入过多，烹调方法煎、炒、炸，食用动物油	嘱其家中使用盐勺、油勺等量具，便于掌握油盐食用量，推荐使用米勺、面勺，必要时请家中负责做饭的家属一起接受辅导
大量食用腌菜、罐头、方便食品	教育少吃
大量饮酒	先换酒、后减量（换低度数红酒，逐渐减少量），高血压者每周不超过1次

3. 膳食干预第二阶段

在第一阶段干预的基础上，符合要求的可进入第二阶段。此阶段中医健康管理师只需稍加询问，适当指导，就可以获得比较详细的膳食记录，管理对象已能记录详细的日记。如果管理对象不能记录较详细、真实的膳食日记，无论干预时间多长都不能认为进入了第二阶段；反之，如果管理对象很快就能记录详细、真实的资料，也就进入了第二阶段。此阶段的膳食记录需进行全面评估，逐步消除危险因素。

第二阶段是干预的重要时期，如果说管理对象的态度与中医健康管理师的熟练程度决定了第一阶段所需时间，那么管理对象膳食中不良习惯的严重程度与中医健康管理师的干预技巧，决定着第二阶段干预需要持续的时间。第二阶段的目的是让管理对象初步形成健康的膳食习惯。

这一阶段中医健康管理师工作的重点是：不断地发现管理对象的膳食问题，分期分批地进行纠正，找出妨碍纠正不良膳食习惯的原因，利用营养学知识和慢性病防治管理系统加以解决。管理时要注意掌握个体化指导的技巧，如家庭共同就餐能量的计算方法。

（1）油盐的计算，采取油勺、盐勺监测油、盐的用量，需让管理对象及其家庭成员了解家庭油、盐食用超量情况，以及超量对身体造成的危害，主动进行油、盐食用量的限制。

（2）高能量的食物采取分份配餐。

（3）家庭成员配合膳食日记的记录。

（4）就餐人口多的家庭对管理对象采取分餐。

对管理对象进行膳食管理时，应注意尽量将食品调整得丰富多彩，烹调方法采用蒸、煮、微波炉加工可降低脂肪含量。干预过程中不要急于求成，防止管理对象产生逆反心理。

在干预时应注意，纠正不良饮食习惯不等于不能吃饱或饥饿；少吃并不等于科学膳食，种类丰富的饮食才是科学膳食；不要使膳食管理教条化，在把握总原则的情况下，不同的人有不同的治疗方案，应根据个人口味配餐，根据情况随时调整干预方案。

4. 膳食干预第三阶段

管理对象在此阶段可完整地记录膳食，虽然文化程度不同，膳食记录的形式不同，但均能较好地反映个人膳食的实际情况。管理对象可灵活掌握，动态平衡，膳食习惯大为改善，第一、第二阶段发现的问题能得到较好的解决。这一阶段中医健康管理师工作的重点是：

（1）与管理对象商量坚持持久干预的方法，以保证良好干预效果的延续。

（2）定期监督，包括：膳食日记的分析，每月1次或每3个月2次，一次记录不少于3天；指导膳食的详细食谱，每月1次。

（3）综合考虑其他危险因素的干预，确定复查时间。

（4）总结并进行阶段评估，确定危险因素干预的效果，跟踪观察管理对象。

膳食的干预应与其他危险因素的干预同步进行，这样综合干预效果较好，利于长期保持。饮食治疗的最终目的是使管理对象能较轻松地保持每日膳食的总能量平衡和每日膳食营养素的构成合理。

第二章

健康风险评估

第一节 健康风险评估的目的

健康风险评估是在通过合理有效的手段收集人或人群详细的健康相关资料的基础上,利用各种评估工具对健康相关信息进行整理、分析,最终形成对当前健康状态、健康发展趋势及未来可能出现的结果等多方面的判断。

一、健康风险评估应用于个人健康指导

1. 帮助个体综合认识健康危险因素

健康危险因素在个体身上的发生和表现是多元化并存且相互影响的,可以表现出病症,也可以不表现出病症。健康风险评估通过收集个人危险因素信息评估个体的健康状况及未来患病的危险性,有利于帮助个体综合、正确地认识自身健康危险因素及其危害。

2. 鼓励和帮助人们修正不健康的行为

健康风险评估通过个性化、量化的评估结果,帮助个人认识健康危险因素及其危害与发展趋势,指出个人应该努力改善的方向,并制订针对性强的干预方案,帮助人们有的放矢地修正不健康的行为,促进人们自觉地改变不健康的行为,消除或减轻影响健康的危险因素,预防疾病、促进健康、提高生活质量。

3. 制定个体化干预措施

通过健康风险评估，可以明确个人或群体的主要健康问题及其健康危险因素，并确定危险因素的属性是行为因素还是非行为因素，是可以改变的因素还是不可以改变的因素，进而通过制订个体化、针对性的干预方案，提高个体或人群的健康水平。

4. 评价干预措施的有效性

健康干预是健康管理过程中采用多种形式帮助个体纠正不良生活方式和习惯，控制健康危险因素的手段。健康管理是一个长期的、周而复始的过程，即在健康干预措施实施一段时间之后，需要评价效果、调整计划和干预措施。健康风险评估可通过自身的信息系统，收集、追踪和比较重点评价指标的变化，可对健康干预措施的有效性进行实时评价和修正。

二、健康风险评估应用于群体管理

对群体进行健康管理时，为了使健康管理更有效，针对性更强，通常要筛选高危人群，进行人群分层管理，以监测疾病进程、降低医疗费用。健康风险评估是筛选高危人群进行风险分层的最佳方法，可按健康危险因素的多少、疾病危险性的高低等进行健康风险高低分层（如高血压患者心血管危险分层管理等），也可根据卫生服务的利用水平、设定的阈值或标准等进行医疗花费高低分层。通过对不同风险的人群采取不同等级的干预手段，可达到健康管理的最大效果和对资源的最大利用。如对经常利用卫生服务的人群进行疾病管理，对偶尔利用卫生服务的人群进行需求管理，对很少利用卫生服务的人群进行生活方式管理等。

第二节 健康风险评估的基本步骤

一、个人健康信息的收集

个人健康信息的收集是进行健康风险评估的基础，收集的信息包括调查问卷、体格检查、实验室检查。

二、危险度计算

危险度计算主要有两种方法。第一种是建立在单一危险因素与发病率基础上的单因素加权法，即将这些单一因素与发病率的关系以相对危险性表示其强度，得出的各相关因素的加权分数即为患病的危险性。这种方法的典型代表是哈佛癌症风险指数。第二种方法是建立在多因素数理分析基础上的多因素模型法，即采用统计学理论的方法得出患病危险与危险因素之间的关系模型。这种方法的典型代表是 Framingham 的冠心病模型。

三、风险沟通

风险沟通是个体、群体及机构之间交换信息和看法的双通道的互动过程，是一个收集信息、组织信息、再现和提炼信息，并提供决策的过程。风险沟通贯穿风险管理全过程，起到互动和交流信息的作用，是风险管理的重要途径之一。

四、健康评估报告

健康评估报告包括个体评估报告和群体评估报告。无论是个体评估报告还是群体评估报告都应与评估目的相对应。个体评估报告主要包括健康风险评估结果及分析，以及有针对性的健康教育信息。群体评估报告主要包括受评群体的人口学特征、患病状况、危险因素总结、建议的干预措施和方法等。

第三节 一般健康状况评估

健康风险评估一般分为健康危险因素评估、疾病风险评估和健康功能评估。如果按功能划分，健康风险评估包括一般健康状况评估、疾病风险评估、生活质量评估、行为方式评估、体力活动评估、膳食评估和精神压力评估等。目前，做得最多的是健康危险因素评估和生活质量评估。

通过问卷调查、健康体检，评估生活方式对健康的影响，评估生理、生化检查结果，增加个人改善健康的动力，提高健康管理项目的参加率。

一、血压评估

根据被评估人血压水平（收缩压和舒张压），评估结果分为正常血压、正常高值、高血压（1级）、高血压（2级）、高血压（3级）、单纯收缩期高血压。血压水平分类见表2-1。

● 表2-1 血压水平分类

类别	血压/mmHg
正常血压	收缩压<120和舒张压<80
正常高值	收缩压120~139或舒张压80~89
高血压	收缩压≥140或舒张压≥90
1级高血压（较轻）	收缩压140~159或舒张压90~99
2级高血压（中度）	收缩压160~179或舒张压100~109
3级高血压（重度）	收缩压≥180或舒张压≥110
单纯收缩期高血压	收缩压≥140和舒张压<90

注：1 mmHg≈133 Pa。

二、血糖评估

美国糖尿病学会（ADA）颁布了2017年糖尿病医学诊疗标准，其诊断主要依据静脉血浆血糖浓度进行。空腹血糖受损及葡萄糖耐量受损称为糖尿病前期，是发生糖尿病及血管疾病的高危因素之一。根据被评价人血糖水平，评价结果分为正常血糖、空腹血糖受损、糖耐量减低、糖尿病，见表2-2。

● 表2-2 糖代谢分类

糖代谢分类	静脉血浆葡萄糖/（mmol/L）	
	空腹血糖	糖负荷后2 h血糖
正常血糖	<6.1	<7.8
空腹血糖受损	6.1~<7.0	<7.8
糖耐量减低	<7.0	7.8~<11.1
糖尿病	≥7.0	≥11.1

三、血脂评估

以低密度脂蛋白胆固醇（LDL-C）或血清总胆固醇（TC）升高为特点的血脂异常是动脉粥样硬化性心血管疾病（ASCVD）重要的危险因素；降低 LDL-C 水平，可显著减少 ASCVD 发病及死亡危险。其他类型的血脂异常，如三酰甘油（TG）增高或高密度脂蛋白胆固醇（HDL-C）降低与 ASCVD 发病危险的升高也存在一定的关联。中国成人血脂异常防治指南（2016年修订版）对我国人群血脂成分合适水平及异常切点的建议（见表2-3）基于多项对不同血脂水平的中国人群 ASCVD 发病危险的长期观察性研究结果，包括不同血脂水平对研究人群 10 年和 20 年 ASCVD 累积发病危险的独立影响，也参考了国际范围内多部血脂相关指南对血脂成分合适水平的建议及其依据，主要适用于 ASCVD 一级预防的目标人群。

◆ 表 2-3　中国 ASCVD 一级预防人群血脂合适水平和异常分层标准　mmol/L（mg/dL）

分层	TC	LDL-C	HDL-C	非 HDL-C	TG
理想水平		<2.6（100）		<3.4（130）	
合适水平	<5.2（200）	<3.4（130）		<4.1（160）	<1.7（150）
边缘升高	≥5.2（200）且<6.2（240）	≥3.4（130）且<4.1（160）		≥4.1（160）且<4.9（190）	≥1.7（150）且<2.3（200）
升高	≥6.2（240）	>4.1（160）		≥4.9（190）	≥2.3（200）
降低			<1.0（40）		

四、体重指数

根据被评估人体重和身高，评估结果分为体重过低、体重正常、超重、肥胖，见表2-4。

◆ 表 2-4　体重与体重指数

分类	体重指数（BMI）/（kg/m^2）
体重过低	<18.5
体重正常	18.5～23.9
超重	24～27.9
肥胖	≥28

注：体重指数为体重（kg）除以身高（m）的平方。

五、肥胖与相关疾病危险的关系

根据被评估人体重、身高和腰围,评估结果分为增加、高、极高,见表2-5。

● 表2-5 肥胖与高血压、糖尿病、血脂异常的危险关系

危险关系分类 \ 腰围/cm	男:<85 女:<80	男:85~95 女:80~90	男:≥95 女:≥90
体重过低			
体重正常		增加	高
超重	增加	高	极高
肥胖	高	极高	极高

六、高血压危险分层

根据高血压患者预后的影响因素(见表2-6),评估结果分为低危、中危、高危和很高危。高血压危险分级见表2-7。

● 表2-6 高血压患者预后的影响因素

心血管疾病的危险因素	靶器官损害(TOD)	糖尿病	并存的临床情况(ACC)
血脂异常 TC≥5.7 mmol/L (220 mg/dL)或 LDL-C>3.6 mmol/L (140 mg/dL)或 HDL-C<1.0 mmol/L (40 mg/dL) 早发心血管疾病家族史:一级亲属,发病年龄<50岁 腹型肥胖或肥胖 腹型肥胖:男性腰围≥85 cm,女性腰围≥80 cm	左心室肥厚 心电图 超声心动图:LVMI或X线 动脉壁增厚 颈动脉超声 IMT≥0.9 或动脉粥样硬化性斑块的超声表现 血清肌酐轻度升高: 男性 115~133 μmol/L (1.3~1.5 mg/dL); 女性 107~124 μmol/L (1.2~1.4 mg/dL) 微量白蛋白尿	空腹血糖≥ 7.0 mmol/L (126 mg/dL) 餐后血糖≥ 11.1 mmol/L (200 mg/dL)	脑血管疾病 缺血性卒中 脑出血 短暂性脑缺血发作 心脏疾病 心肌梗死 心绞痛 冠状动脉血运重建 充血性心力衰竭 肾脏疾病 糖尿病肾病 肾功能受损(血清肌酐) 男性>133 μmol/L (1.5 mg/dL)

续表

心血管疾病的危险因素	靶器官损害（TOD）	糖尿病	并存的临床情况（ACC）
肥胖 BMI≥28 kg/m² 缺乏体力活动 高敏 C 反应蛋白≥3 mg/L 或 C 反应蛋白≥10 mg/L	尿白蛋白 30~300 mg/24 h 白蛋白/肌酐比： 男性≥22 mg/g （2.5 mg/mmol） 女性≥31 mg/g （3.5 mg/mmol）		女性>124 μmol/L （1.4 mg/dL） 蛋白尿（>300 mg/24 h） 视网膜病变：出血或渗出，视乳头水肿

◆ 表 2-7　高血压危险分级

高血压危险 其他危险因素和病史	1 级 收缩压 140~159 或 舒张压 90~99	2 级 收缩压 160~179 或 舒张压 100~109	3 级 收缩压≥180 或 舒张压≥110
1. 无其他危险因素	低危	中危	高危
2. 1~2 个危险因素	中危	中危	很高危
3. 3 个及以上危险因素或靶器官损害或糖尿病	高危	高危	很高危
4. 并存临床情况	很高危	很高危	很高危

第三章

健康档案的建立与信息管理

人们对卫生保健的需求日益增加,单纯治疗疾病已不能满足需求,人们希望得到连续性、综合性的医疗、保健服务,这就需要全面了解个人及其家庭的社会、经济、文化、宗教、心理和医疗等背景。建立并逐步完善健康档案,是健康管理的第一步。

第一节 健康档案的分类建立

就社区卫生服务工作而言,居民健康档案应包括家庭健康档案、个人健康档案、特殊人群保健记录和慢性病随访记录四部分。

一、家庭健康档案

家庭健康档案包括家庭基本资料、家系图、家庭生活周期、家庭卫生保健记录、家庭主要问题目录及问题描述、家庭各成员的健康档案(其形式与内容见个人健康档案)。

1. 家庭基本资料

家庭基本资料包括家庭住址、人数及每人的基本资料、建档医生和护士姓名、建档日期等。

2. 家系图

家系图以绘图的方式表示家庭结构及各成员的健康状况和社会资料，是简明的家庭综合资料。

3. 家庭生活周期

家庭生活周期可分为 8 个阶段，即新婚、第一个孩子出生、学龄前儿童、学龄儿童、青少年、孩子离家创业、空巢期和退休。

4. 家庭卫生保健记录

家庭卫生保健记录包括家庭环境的卫生状况、居住条件、生活起居方式等。

5. 家族主要问题目录及问题描述

家族主要问题目录及问题描述记载家庭生活压力事件及危机的发生日期、问题描述及结果等。

二、个人健康档案

个人健康档案包括个人健康问题记录、长期用药记录、辅助检查记录、住院记录、会诊和转诊记录、家庭病床记录、周期性健康检查记录。这些记录主要以表格形式出现。

1. 个人健康问题记录

全科医疗中个人健康问题记录多由以问题为中心的医疗记录基本资料、问题目录、问题描述及问题进展记录、病情流程表等组成。

（1）基本资料。基本资料一般包括人口学资料（如年龄、性别、受教育程度、职业、婚姻、种族、社会经济状况等）、行为资料（如吸烟、饮酒、饮食习惯、运动、就医行为等）、个人史（药物过敏、月经史等）。这些基本资料的表格设计可参考表 3-1、表 3-2、表 3-3。

（2）问题目录。问题目录中所记录的问题是指过去影响、现在正在影响或将来还要影响患者健康的异常情况。记录的问题可以是明确的或不明确的诊断，可以是无法解释的症状、体征或实验室检查结果，也可以是社会、经济、心理、行为问题（如失业、丧偶、偏异行为等）。

（3）问题描述及问题进展记录。问题描述是将问题表中的每一个问题依序号逐一以"S-O-A-P"的形式进行描述。

S 代表主观资料（subject data）。主观资料是由患者提供的主诉、症状、病史、家族史等，医生的主观看法不可加入其中，要求尽量用患者的语言来描述。

O 代表客观资料（objective data）。客观资料是医生诊疗过程中观察到的患者资料，包括体检所见之体征、实验室检查、X 射线检查的资料，以及患者的态度、行为等。

A 代表评估（assessment）。评估是 S-O-A-P 中最重要，也是最困难的一部分。完整的评估应包括诊断、鉴别诊断、与其他问题的关系、问题的轻重程度及预后等。

P 代表计划（plan）。计划也称与问题相关的计划，是针对问题而提出的，每一个问题都有相应的计划，包括诊断计划、治疗计划、患者指导等。

（4）病情流程表。病情流程表以列表的形式描述病情（或其他问题）在一段时间内的变化情况，包括症状、体征、检验、用药、行为等的动态观察。

病情流程表通常在病情（或问题）进展一段时间后，将资料做成图表化的总结回顾，可以概括出清晰的轮廓，便于及时掌握病况，修订治疗计划、患者的教育计划等。

2. 长期用药记录

记录内容有建档人长期主要用药名称、用量、用法，开始用药时间及变更情况等。

3. 辅助检查记录

记录内容有实验室检查、超声检查、X 射线检查等项目名称、检查结果及结果描述。

4. 住院记录

记录内容有住院病历号，医院名称、科别，诊断和处理及结果等。

5. 会诊和转诊记录

会诊是指某一医生为患者的问题请教别的医生。转诊即把患者的医疗护理责任转给别的医生。

6. 家庭病床记录

记录内容有问题名称、发生日期、建床日期、撤床日期和患者转归等。

7. 周期性健康检查记录

记录内容包括有计划的健康普查（如测血压、乳房检查、胃镜检查、尿液检查等）、计划免疫（预防免疫接种等）和健康教育等。

三、特殊人群保健记录

1. 儿童保健记录

儿童保健记录是为社区 7 岁以下儿童建立的保健记录，包括一般情况，预防接种记录，婴（幼）儿询问记录，婴（幼）儿、儿童体格检查记录，缺点矫治及异常情况处理记录等。

2. 老人保健记录

老人保健记录是为社区 60 岁以上老人建立的保健记录，包括生活行为与习惯、生活能力、慢性病史、体检记录等。

3. 妇女保健记录

妇女保健记录是为社区已婚妇女或 20 岁以上未婚妇女建立的有关围婚期、围产期、围绝经期保健记录，包括一般情况、围产期保健（妊娠情况、分娩情况、产后访视）、妇科检查记录等。

四、慢性病随访记录

根据社区居民慢性病发病情况，建立主要慢性病随访监测记录，为实施慢性病干预措施提供依据，内容包括症状、体征、实验室检查、并发症、转诊、指导、用药等。表 3-4 为高血压病患者随访服务记录表。

◆ 表 3-1　基本资料表

姓名				出生日期	
性别	□男		□女	身份证号	
民族					
联系人姓名				联系人电话	
户籍地址					
现住详细地址					
邮政编码				本人电话	
户籍类型	□常住	□暂住	□流动	□外籍	□其他
血型	□O型	□A型	□B型	□AB型	□不详
RH是否阴性	□阳性	□阴性	□不详		
单位/学校名称				单位/学校电话	
文化程度	□研究生　□本科　□专科　□高中　□初中　□小学 □文盲/半文盲　□不详				
人群分类	□幼托儿童　□散居儿童　□大中小学生　□教师 □工人　□农民　□渔（船）民　□牧民 □公务员　□医务人员　□离退休人员 □商业、服务业人员　□军人　□家务及待业 □不详　□其他				

续表

婚姻状况	☐未婚　☐已婚　☐丧偶　☐离婚　☐不详
医疗费用支付方式	☐城镇职工基本医疗保险　☐城镇居民基本医疗保险 ☐新型农村合作医疗　☐贫困求助　☐商业医疗保险 ☐全公费　☐全自费　☐其他
登记单位	
登记人	登记日期

● 表 3-2　个人生活习惯信息表

体育锻炼	锻炼频率	☐从不　☐偶尔（每周<1次）　☐经常（每周1~6次） ☐每天（每周>6次）	
	每次锻炼时间	＿＿＿分钟	坚持锻炼时间　＿＿＿年
	锻炼方式	☐跑步　☐快走　☐游泳　☐健身操　☐其他	
饮食	饮食习惯	☐荤素均衡　☐荤食为主　☐素食为主	
	饮食嗜好	☐无嗜好　☐嗜好盐　☐嗜好油　☐嗜好糖	
吸烟	吸烟情况	☐从不　☐已戒　☐吸烟	日均吸烟（支）
	开始吸烟年龄	＿＿＿岁	戒烟年龄　＿＿＿岁
饮酒	饮酒频率	☐从不　☐偶尔（每周<1次）　☐经常（每周1~6次） ☐每天（每周>6次）	
	日饮量		是否戒酒　☐未戒酒　☐已戒酒
	开始饮酒年龄	＿＿＿岁	戒酒年龄　＿＿＿岁
	近一年内是否醉酒	☐是　☐否	
	饮酒种类	☐白酒　☐啤酒　☐红酒　☐黄酒　☐其他	
职业暴露	职业暴露情况	☐无　☐暴露	暴露年限　＿＿＿年
	暴露毒物名称		有无防护措施
登记单位			
登记人		登记日期	

● 表3-3 个人目前健康状况、既往病史及家族遗传史信息表

现患疾病	□高血压　　□糖尿病　　□精神病　　□肺结核　　□肝炎 □冠心病　　□脑卒中　　□恶性肿瘤　　□慢性高原病　　□其他			
目前残疾情况	□视力残疾　　□听力残疾　　□肢体残疾 □智力残疾　　□精神残疾　　□其他			
过敏史	□镇静麻醉剂　　□动物毛发　　□抗生素　　□柑橘类水果 □室内灰尘　　　□鸡蛋　　　　□鱼及贝壳类　□牛奶 □带壳的果仁　　□花粉　　　　□其他			
	药物过敏	□青霉素　　□磺胺　　□链霉素　　□其他		
既往史	疾病史	发病时间	疾病名称	转归
		年　　月		□痊愈　□好转 □未愈
		年　　月		□痊愈　□好转 □未愈
	手术史	手术时间	手术名称	手术医院
		年　　月		
		年　　月		
	外伤史	受伤时间	外伤发生原因	外伤部位	外伤发生地点
		年　　月			
		年　　月			
	输血史	输血时间		
		年　　月		
		年　　月		
	住院史	入院时间		
		年　　月		
		年　　月		
家族史	□无　　□高血压　　□糖尿病　　□冠心病　　□慢性阻塞性肺疾病 □恶性肿瘤　　□脑卒中　　□精神疾病　　□结核病　　□肝炎 □先天畸形　　□其他 与本人关系、发病年份			
遗传史	□无　　□有　疾病名称：			
登记单位				
登记人		登记日期		

● 表 3-4　高血压病患者随访服务记录表

姓名		年龄		编号	
随访日期	年　月　日		年　月　日		年　月　日
随访方式	□门诊 □家庭 □电话		□门诊 □家庭 □电话		□门诊 □家庭 □电话
症状	□无症状 □头痛头晕 □恶心呕吐 □眼花耳鸣 □呼吸困难 □心悸胸闷 □鼻衄出血 □四肢发麻 □下肢水肿		□无症状 □头痛头晕 □恶心呕吐 □眼花耳鸣 □呼吸困难 □心悸胸闷 □鼻衄出血 □四肢发麻 □下肢水肿		□无症状 □头痛头晕 □恶心呕吐 □眼花耳鸣 □呼吸困难 □心悸胸闷 □鼻衄出血 □四肢发麻 □下肢水肿
体征	血压/mmHg				
	体重/kg				
	体质指数				
	心率				
	其他				
生活方式指导	日吸烟量/支				
	日饮酒量/g				
	运动	___次/周 ___分钟/次		___次/周 ___分钟/次	___次/周 ___分钟/次
	摄盐情况（咸淡）	□轻　□中　□重		□轻　□中　□重	□轻　□中　□重
	心理调整	□良好 □一般 □差		□良好 □一般 □差	□良好 □一般 □差
	遵医行为	□良好 □一般 □差		□良好 □一般 □差	□良好 □一般 □差
实验室检查					
服药依从性	□规律　□间断 □不服药		□规律　□间断 □不服药		□规律　□间断 □不服药
药物不良反应	□无　□有		□无　□有		□无　□有
此次随访分类	□控制满意 □控制不满意 □药物不良反应 □并发症		□控制满意 □控制不满意 □药物不良反应 □并发症		□控制满意 □控制不满意 □药物不良反应 □并发症

续表

<table>
<tr><td rowspan="8">用药情况</td><td colspan="2">药物名称 1</td><td colspan="2"></td><td colspan="2"></td><td colspan="2"></td></tr>
<tr><td>用法用量</td><td>每日__次</td><td>每次__mg</td><td>每日__次</td><td>每次__mg</td><td>每日__次</td><td>每次__mg</td></tr>
<tr><td colspan="2">药物名称 2</td><td colspan="2"></td><td colspan="2"></td><td colspan="2"></td></tr>
<tr><td>用法用量</td><td>每日__次</td><td>每次__mg</td><td>每日__次</td><td>每次__mg</td><td>每日__次</td><td>每次__mg</td></tr>
<tr><td colspan="2">药物名称 3</td><td colspan="2"></td><td colspan="2"></td><td colspan="2"></td></tr>
<tr><td>用法用量</td><td>每日__次</td><td>每次__mg</td><td>每日__次</td><td>每次__mg</td><td>每日__次</td><td>每次__mg</td></tr>
<tr><td colspan="2">其他药物</td><td colspan="2"></td><td colspan="2"></td><td colspan="2"></td></tr>
<tr><td>用法用量</td><td>每日__次</td><td>每次__mg</td><td>每日__次</td><td>每次__mg</td><td>每日__次</td><td>每次__mg</td></tr>
<tr><td rowspan="2">转诊</td><td colspan="2">原因</td><td colspan="6"></td></tr>
<tr><td colspan="2">机构及科研</td><td colspan="6"></td></tr>
<tr><td colspan="3">下次随访日期</td><td colspan="6"></td></tr>
<tr><td colspan="3">随访医生签名</td><td colspan="6"></td></tr>
</table>

第二节 居民健康档案的建立步骤

居民健康档案记载了居民一生中全部的健康问题，应集中存放，由专人负责，居民每次就诊时，调档、就诊、登记、归档。有条件的单位应逐步发展计算机管理。

一、建立健全制度

为使健康档案完整、准确、全面地反映一个人一生的健康状况，有必要制定有关健康档案的建立、保管、使用、保密等制度，完善相应的设备，配备专职人员，妥善保管健康档案。

二、居民健康档案的建立

参加健康管理的居民要每人建一份个人健康档案，根据居民类别（儿童、妇女和老人）在前述个人健康档案的基础上相应地建立保健记录，有慢性病者还要建立慢性病随访记录。居民健康档案可以在居民到健康管理服务机构初次就诊时建立。

家庭健康档案，一般在首次建档时完成其主要内容的记录，待家庭发生变动或结合社区实际情况再补充或增加有关内容。家庭主要问题目录随时记录。

三、健康档案的保管和使用

中医健康管理师在提供健康管理服务时，按规定格式要求完整记录，认真书写。当管理对象生病就诊时，医务人员要填写健康档案。会诊时，由经治医师调档、记录有关会诊情况。转诊或住院时，事后要及时将有关转诊、住院期间的问题、处理经过及结果等录入健康档案。如就诊、转诊、住院医院与健康管理服务机构建立了计算机联网，应由经治医师调档，记录相应健康问题等。

健康档案要统一编号，集中存放在健康管理服务中心（或全科医疗门诊部），由专人负责保管。健康管理对象每次就诊时凭就诊卡向档案室调取个人健康档案，就诊完后迅速将档案归还档案室，换回就诊卡。

居民健康档案建立后要定期或不定期地分析其中的有关内容，及时发现个人、家庭的主要健康问题，有针对性地提出防治措施，做到物尽其用，充分发挥健康档案在提高居民健康水平中的作用。

第四章

耳穴保健

第一节 耳穴定位

一、耳廓表面解剖

耳廓表面解剖图如图 4-1 所示。

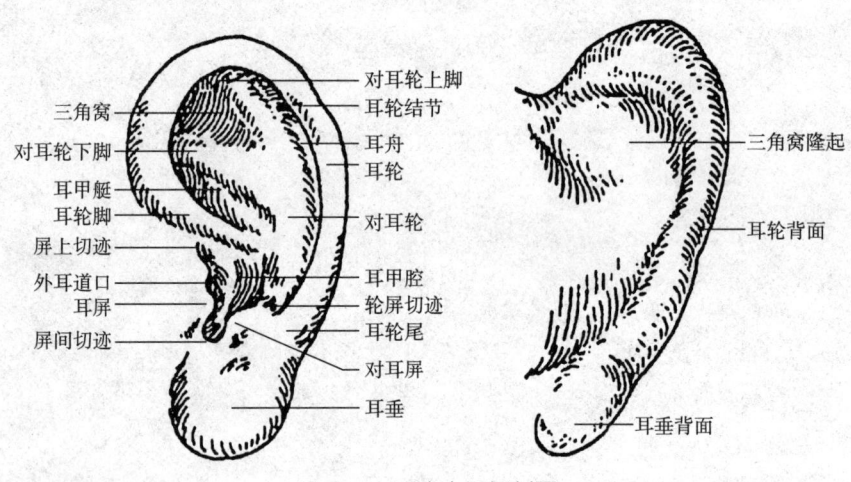

图 4-1 耳廓表面解剖图

二、耳穴分布规律

耳穴在耳廓的分布有一定规律：与面颊相应的穴位在耳垂；与上肢相应的穴位在

耳舟；与躯干相应的穴位在对耳轮体部；与下肢相应的穴位在对耳轮上、下脚；与腹腔相应的穴位在耳甲艇；与胸腔相应的穴位在耳甲腔；与消化道相应的穴位在耳轮脚周围等。耳穴分布规律如图4-2所示。

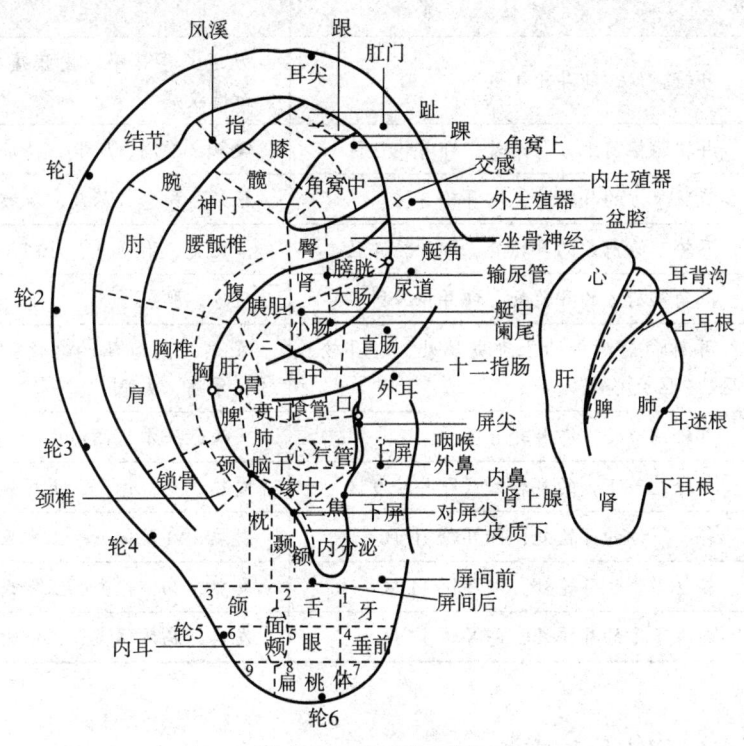

图4-2 耳穴分布规律

第二节 常用耳穴定位和主治

一、耳轮穴位定位与主治

将耳轮分为12区。耳轮脚为耳轮1区；耳轮脚切迹到对耳轮下脚上缘之间的耳轮分为3等份，自下而上依次为耳轮2区、3区、4区；对耳轮下脚上缘到对耳轮上脚前缘之间的耳轮为耳轮5区；对耳轮上脚前缘到耳尖之间的耳轮为耳轮6区；耳尖到耳轮结节上缘为耳轮7区；耳轮结节上缘到耳轮结节下缘为耳轮8区；耳轮结节下缘到轮垂切迹之间的耳轮分为4等份，自上而下依次为耳轮9区、10区、11区和12区。

耳轮穴位定位与主治见表4-1。

● 表4-1　耳轮穴位定位与主治

穴名	定位	主治
耳中	耳轮脚处，即耳轮1区	呃逆、荨麻疹、皮肤瘙痒症、咯血、出血性疾病
直肠	耳轮脚棘前上方耳轮处，即耳轮2区	便秘、腹泻、脱肛、痔疮
尿道	直肠上方的耳轮处，即耳轮3区	尿频、尿急、尿痛、尿潴留
外生殖器	耳轮下脚前方的耳轮处，即耳轮4区	睾丸炎、附睾炎、外阴瘙痒症
肛门	三角窝前方的耳轮处，即耳轮5区	痔疮、肛裂
耳尖	耳廓向前对折的上部尖端处，即耳轮6区、7区交界处	发热、高血压、急性结膜炎、麦粒肿、牙痛、失眠
结节	耳轮结节处，即耳轮8区	头痛、头晕、高血压
轮1	耳轮结节下方的耳轮处，即耳轮9区	发热、扁桃体炎、上呼吸道感染
轮2	轮1下方的耳轮处，即耳轮10区	发热、扁桃体炎、上呼吸道感染
轮3	轮2下方的耳轮处，即耳轮11区	发热、扁桃体炎、上呼吸道感染
轮4	轮3下方的耳轮处，即耳轮12区	发热、扁桃体炎、上呼吸道感染

二、耳舟穴位定位与主治

将耳舟分为6等份，自上而下依次为耳舟1区、2区、3区、4区、5区、6区。耳舟穴位定位与主治见表4-2。

● 表4-2　耳舟穴位定位与主治

穴名	定位	主治
指	耳舟上方处，即耳舟1区	甲沟炎、手指麻木和疼痛
腕	指区的下方处，即耳舟2区	腕部疼痛
风溪	耳轮结节前方，指区与腕区之间，即耳舟1区、2区交界处	荨麻疹、皮肤瘙痒症、过敏性鼻炎
肘	腕区的下方处，即耳舟3区	肱骨外上髁炎、肘部疼痛
肩	肘区的下方处，即耳舟4区、5区	肩关节周围炎、肩部疼痛
锁骨	肩区的下方处，即耳舟6区	肩关节周围炎

三、对耳轮穴位定位与主治

对耳轮上脚分为上、中、下 3 等份，下 1/3 为对耳轮 5 区，中 1/3 为对耳轮 4 区；再将上 1/3 分为上、下 2 等份，下 1/2 为对耳轮 3 区；再将上 1/2 分为前后 2 等份，后 1/2 为对耳轮 2 区，前 1/2 为对耳轮 1 区。对耳轮下脚分为前、中、后 3 等份，中、前 2/3 为对耳轮 6 区，后 1/3 为对耳轮 7 区。对耳轮体从对耳轮上、下脚分叉处至轮屏切迹分为 5 等份，再沿对耳轮耳甲缘将对耳轮体分为前 1/4 和后 3/4 两部分，前上 2/5 为对耳轮 8 区，后上 2/5 为对耳轮 9 区，前中 2/5 为对耳轮 10 区，后中 2/5 为对耳轮 11 区，前下 1/5 为对耳轮 12 区，后下 1/5 为对耳轮 13 区。对耳轮穴位定位与主治见表 4-3。

◆ 表 4-3 对耳轮穴位定位与主治

穴名	定位	主治
跟	对耳轮上脚前上部，即对耳轮 1 区	足跟痛
趾	耳尖下方的对耳轮上脚后上部，即对耳轮 2 区	甲沟炎、趾部疼痛
踝	趾、跟区下方处，即对耳轮 3 区	距小腿关节（踝关节）扭伤
膝	对耳轮上脚中 1/3 处，即对耳轮 4 区	膝关节疼痛、坐骨神经痛
髋	对耳轮上脚下 1/3 处，即对耳轮 5 区	髋关节疼痛、坐骨神经痛、腰骶部疼痛
坐骨神经	对耳轮下脚前 2/3 处，即对耳轮 6 区	坐骨神经痛
交感	对耳轮下脚末端与耳轮内缘相交处，即对耳轮 6 区前端	胃肠痉挛、心绞痛、胆绞痛、输尿管结石
臀	对耳轮下脚后 1/3 处，即对耳轮 7 区	坐骨神经痛、臀筋膜炎
腹	对耳轮体前部上 2/5 处，即对耳轮 8 区	腹痛、腹胀、腹泻、急性腰扭伤、痛经
腰骶椎	腹区后方，即对耳轮 9 区	腰骶部疼痛
胸	对耳轮体前部中 2/5 处，即对耳轮 10 区	胸胁疼痛、肋间神经痛、胸闷、乳腺炎
胸椎	胸区后方，即对耳轮 11 区	胸痛、经前乳房胀痛、乳腺炎
颈	对耳轮体前部下 1/5 处，即对耳轮 12 区	落枕、颈椎疼痛
颈椎	颈区后方，即对耳轮 13 区	落枕、颈椎病

四、三角窝穴位定位与主治

将三角窝由耳轮内缘至对耳轮上、下脚分叉处分为前、中、后 3 等份，中 1/3 为三角窝 3 区；再将前 1/3 分为上、中、下 3 等份，上 1/3 为三角窝 1 区，中、下 2/3 为三角窝 2 区；再将后 1/3 分为上、下 2 等份，上 1/2 为三角窝 4 区，下 1/2 为三角窝 5 区。三角窝穴位定位与主治见表 4-4。

● 表 4-4 三角窝穴位定位与主治

穴名	定位	主治
角窝上	三角窝前 1/3 的上部，即三角窝 1 区	高血压
内生殖器	三角窝前 1/3 的下部，即三角窝 2 区	痛经、月经不调、功能失调性子宫出血、阳痿、遗精、早泄
角窝中	三角窝中 1/3 处，即三角窝 3 区	哮喘
神门	三角窝后 1/3 的上部，即三角窝 4 区	失眠、多梦、戒断综合征、癫痫、高血压、神经衰弱
盆腔	三角窝后 1/3 的下部，即三角窝 5 区	盆腔炎、附件炎

五、耳屏穴位定位与主治

将耳屏分成 4 区。耳屏外侧面分为上、下 2 等份，上部为耳屏 1 区，下部为耳屏 2 区；将耳屏内侧面分为上、下 2 等份，上部为耳屏 3 区，下部为耳屏 4 区。耳屏穴位定位与主治见表 4-5。

● 表 4-5 耳屏穴位定位与主治

穴名	定位	主治
上屏	耳屏外侧面上 1/2 处，即耳屏 1 区	咽炎、鼻炎
下屏	耳屏外侧面下 1/2 处，即耳屏 2 区	鼻炎、鼻塞
外耳	屏上切迹前方近耳轮部，即耳屏 1 区上缘	外耳道炎、中耳炎、耳鸣
屏尖	耳屏游离缘上部尖端，即耳屏 1 区后缘处	发热、牙痛、斜视
外鼻	耳屏外侧面中部，即耳屏 1、2 区之间	鼻前庭炎、鼻炎
肾上腺	耳屏游离缘下部尖端，即耳屏 2 区后缘处	低血压、风湿性关节炎、腮腺炎、眩晕、哮喘、休克

续表

穴名	定位	主治
咽喉	耳屏内侧面上1/2处，即耳屏3区	声音嘶哑、咽炎、扁桃体炎、失语、哮喘
内鼻	耳屏内侧面下1/2处，即耳屏4区	鼻炎、上颌窦炎、鼻衄
屏间前	屏间切迹前方耳屏最下部，即耳屏2区下缘处	咽炎、口腔炎

六、对耳屏穴位定位与主治

将对耳屏分为4区。由对屏尖及对屏尖至轮屏切迹连线的中点，分别向耳垂上线作两条垂线，将对耳屏外侧面及其后部分成前、中、后3区，前为对耳屏1区，中为对耳屏2区，后为对耳屏3区，对耳屏内侧面为对耳屏4区。对耳屏穴位定位与主治见表4-6。

◆ 表4-6 对耳屏穴位定位与主治

穴名	定位	主治
额	对耳屏外侧面的前部，即对耳屏1区	偏头痛、头晕
屏间后	屏间切迹后方对耳屏前下部，即对耳屏1区下缘处	额窦炎
颞	对耳屏外侧面的中部，即对耳屏2区	偏头痛、头晕
枕	对耳屏外侧面的后部，即对耳屏3区	头晕、头痛、癫痫、哮喘、神经衰弱
皮质下	对耳屏内侧面，即对耳屏4区	神经衰弱、假性近视、失眠
对屏尖	对耳屏游离缘的尖端，即对耳屏1、2、4区交点处	哮喘、腮腺炎、神经性皮炎
缘中	对耳屏游离缘上，对屏尖与轮屏切迹的中点处，即对耳屏2、3、4区交点处	功能失调性子宫出血
脑干	轮屏切迹处，即对耳屏3、4区之间	眩晕、假性近视

七、耳垂穴位定位与主治

将耳垂分为9区。在耳垂上线至耳垂下缘最低点之间作两条等距离平行线，于上平行线上引两条垂直等分线，将耳垂分为9个区：上部由前到后依次为耳垂1区、2

区、3 区；中部由前到后依次为耳垂 4 区、5 区、6 区；下部由前到后依次为耳垂 7 区、8 区、9 区。耳垂穴位定位与主治见表 4-7。

● 表 4-7　耳垂穴位定位与主治

穴名	定位	主治
牙	耳垂正面前上部，即耳垂 1 区	牙痛、牙周炎、低血压
舌	耳垂正面中上部，即耳垂 2 区	舌炎、口腔炎
颌	耳垂正面后上部，即耳垂 3 区	牙痛、颞下颌关节疼痛
垂前	耳垂正面前中部，即耳垂 4 区	神经衰弱、牙痛
眼	耳垂正面中央部，即耳垂 5 区	急性结膜炎、麦粒肿、近视
内耳	耳垂正面后中部，即耳垂 6 区	耳眩晕、耳鸣、中耳炎
面颊	耳垂正面眼区与内耳区之间，即耳垂 5、6 区交界处	面瘫、三叉神经痛、痤疮、腮腺炎
扁桃体	耳垂正面下部，即耳垂 7、8、9 区	扁桃体炎、咽炎

八、耳背穴位定位与主治

将耳背分为 5 区。分别过对耳轮上、下脚分叉处耳背对应点和轮屏切迹耳背对应点作两条水平线，将耳背分为上、中、下 3 部，上部为耳背 1 区，下部为耳背 5 区，再将中部分为内、中、外 3 等份，内 1/3 为耳背 2 区，中 1/3 为耳背 3 区，外 1/3 为耳背 4 区。耳背穴位定位与主治见表 4-8。

● 表 4-8　耳背穴位定位与主治

穴名	定位	主治
耳背心	耳背上部，即耳背 1 区	心悸、失眠、多梦
耳背肺	耳背中内部，即耳背 2 区	哮喘、皮肤瘙痒症
耳背脾	耳背中央部，即耳背 3 区	胃痛、消化不良、食欲不振
耳背肝	耳背中外部，即耳背 4 区	胆囊炎、胆石症、胁痛
耳背肾	耳背下部，即耳背 5 区	头痛、头晕、神经衰弱
耳背沟	对耳轮沟和对耳轮上、下脚沟处	高血压、皮肤瘙痒症

九、耳根穴位定位与主治

耳根穴位定位与主治见表4-9。

● 表4-9 耳根穴位定位与主治

穴名	定位	主治
上耳根	耳根最上处	鼻衄
耳迷根	耳轮脚后沟的耳根处	胆囊炎、胆石症、胆道蛔虫病、腹痛、腹泻、鼻塞、心动过速
下耳根	耳根最下处	低血压

第三节 耳穴保健的操作

一、耳穴保健的操作步骤

1. 寻找反应点

根据受术者需要确定处方后，在选用穴区内寻找反应点。寻找方法为用探针、火柴头或针柄按压，有压痛处即为反应点。

2. 消毒

用75%乙醇消毒，或先用2%碘酒，后用75%乙醇脱碘。

3. 施术

根据需要选用0.5寸（约15 mm）短柄毫针或皮内针。毫针进针时以左手固定耳廓，右手进针。进针深度以穿破软骨但不透过对侧皮肤为度。目前多用磁珠、菜籽、王不留行籽等做压迫刺激。

4. 留针

毫针一般留针20~30 min，慢性病可留针1~2 h或更长时间，留针期间可间隔捻针。若用磁珠、菜籽、王不留行籽等做压迫刺激，将耳穴贴贴在耳穴上，每天有规律、用力适度地按压、刺激穴位，每次按压1~2 min，每天按压2~3次，一般留压3天，后换另一侧耳朵继续按压，交替使用。

5. 出针

出针后用消毒干棉球压迫针孔，防止出血。必要时再涂以乙醇或碘酒，预防感染。

6. 疗程

一般每天或隔天1次，连续10次为1疗程，休息几天后，再行下一疗程。若用磁珠、菜籽、王不留行籽等，以3~7天为1个疗程。

二、耳穴保健的适应证

1. 各种疼痛性病症

如软组织损伤、手术后疼痛、头痛、面痛、胁痛、腰腿痛、关节痛。

2. 各种内脏病症

如眩晕、失眠、阳痿、遗精、月经不调、哮喘、泄泻、便秘、瘿、消渴、肥胖、小儿遗尿。

3. 各种热病

如感冒、百日咳、疟疾、痢疾等。

4. 皮肤病和五官病

如风疹、湿疹、目赤肿痛、牙痛、口疮、耳内流脓、乳蛾、喉痹等。此外，还可用于戒烟、戒酒、戒毒和催产、催乳等。其中有许多病症可单独用本疗法，有的则宜配合其他康复保健方法进行治疗。

三、耳穴保健的禁忌证

1. 外耳湿疹、溃疡、冻疮溃破等情况不宜用。
2. 严重器质性疾病，如高度贫血、心脏病等不宜用。
3. 妇女怀孕期间须慎用，有习惯性流产史的孕妇应禁用。

四、耳穴保健的注意事项

除必须注意有关治疗的各事项外，主要须防止耳廓感染和晕针。

1. 针具、药籽、磁珠等器具必须严格消毒，耳穴局部皮肤常规消毒。

2. 出针时，在局部涂以 2.5% 碘酒。如有出血，可先压迫止血，再擦碘酒。

3. 夏季敷贴药籽、磁珠时，耳穴不宜过多，时间不宜过长。

4. 换贴药籽时，休息 1 天为宜，将耳部胶布膏痕擦净，以免皮肤感染。

5. 用皮内针、三棱针、皮肤针等刺激耳穴后，尽量不要淋洗耳廓局部。

6. 如治疗后耳穴局部红肿、破损，或伴有少量渗出，则为耳廓皮肤感染。严重时可出现局部化脓、红肿热痛，伴恶寒发热，为耳廓软骨膜炎，需及时进行处理。皮肤感染可照射氦-氖激光，或用清热解毒中药内服、外洗。对耳廓软骨膜炎可用艾条灸大椎、曲池或耳穴治疗；积脓者应配合排脓方法；炎症显著者可服用抗生素或清热解毒中药。

第五章

传统运动保健方法

第一节　八段锦习练

八段锦功法是一套独立而完整的健身功法，起源于宋代，至今已有八百多年的历史。此功法分为八段，每段一个动作，故名为"八段锦"，练习无须器械，不受场地局限，简单易学，节省时间，作用显著。

一、八段锦的招式

八段锦共计八式，其预备式为：两膝微屈开立，约与肩同宽；两臂前屈，两掌捧于腹前，指尖相对，掌心向内；全身放松，目视前方。

1. 两手托天理三焦（见图 5-1）

（1）立正，两臂自然下垂，眼看前方，双手十指交叉。

（2）两臂慢慢自左右侧向上高举过头，十指交叉翻掌，掌心向上，两足跟提起，离地一寸（1寸 =1/30 m）；两肘用力挺直，两掌用力上托，抬头看手，维持这种姿势片刻；头回正，目视前方，两手十指分开，两臂从左右两侧慢慢降下，还原到预备姿势。

2. 左右开弓似射雕（见图 5-2）

（1）立正，两脚脚尖并拢。

（2）左脚向左踏出一步，两腿弯曲成骑马势，上身挺直，两臂于胸前十字交叉，左臂在外、右臂在内，手指张开，头向左转，眼看左手；左手食指向上翘起，拇指伸

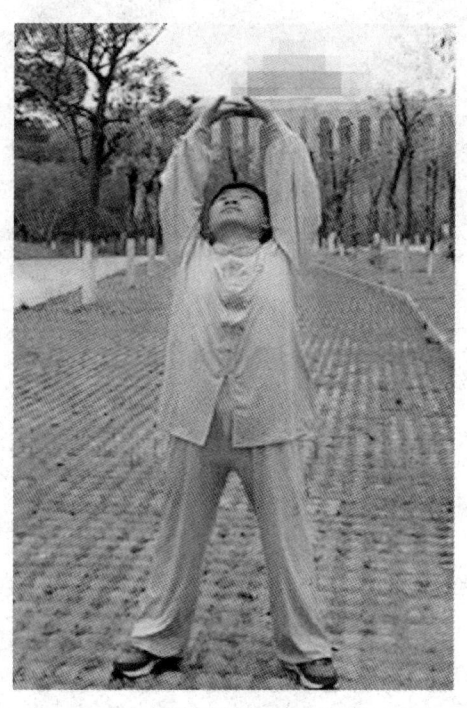　　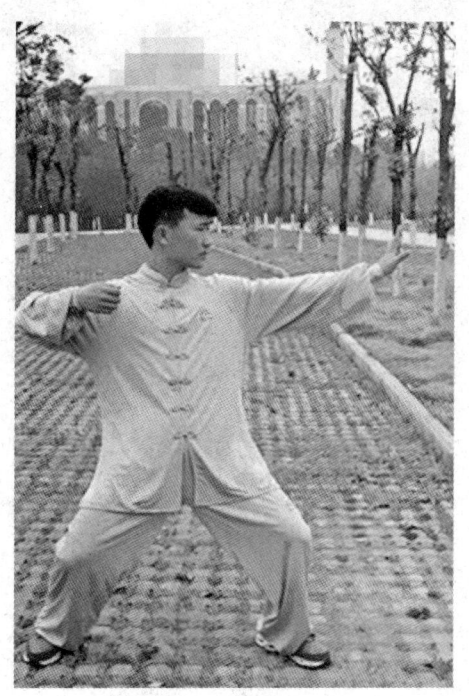

图 5-1　两手托天理三焦　　　　图 5-2　左右开弓似射雕

直与食指成八字撑开，左手慢慢向左推出，左臂伸直，同时右手握拳，屈臂用力向右平拉，作拉弓状，肘尖向侧挺，两眼注视左手食指；左手五指张开，从左侧收回到胸前，同时右拳五指张开，头向右转，眼看右手，恢复到立正姿势。

（3）右式动作与左式动作相同，方向相反。

3. 调理脾胃须单举（见图 5-3）

（1）站直，双臂屈于胸前，掌心向上，指尖相对。

（2）先举右手翻掌上托，左手翻掌向下压，上托下压吸气而还原时呼气。

（3）左式动作与右式动作相同，方向相反。

4. 五劳七伤往后瞧（见图 5-4）

（1）开腿直立，两臂伸直下垂，掌心向后，指尖向下，目视前方。

（2）两臂充分外旋，掌心向外；头慢慢向左后转，目视左后方；两臂内旋，目视前方，复原。

（3）右式动作与左式动作相同，方向相反。

5. 摇头摆尾去心火（见图 5-5）

（1）开步直立，比肩略宽。

（2）两掌内旋上托至头顶，微屈肘，掌心向上，指尖相对；目视前方。两腿慢慢屈膝半蹲成马步；两掌向外侧下落，扶按于膝上，肘微屈，拇指侧向后，上身先向右

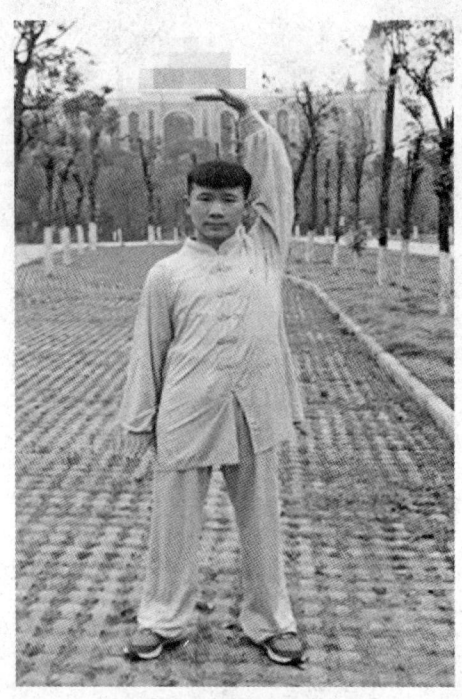

图 5-3 调理脾胃须单举

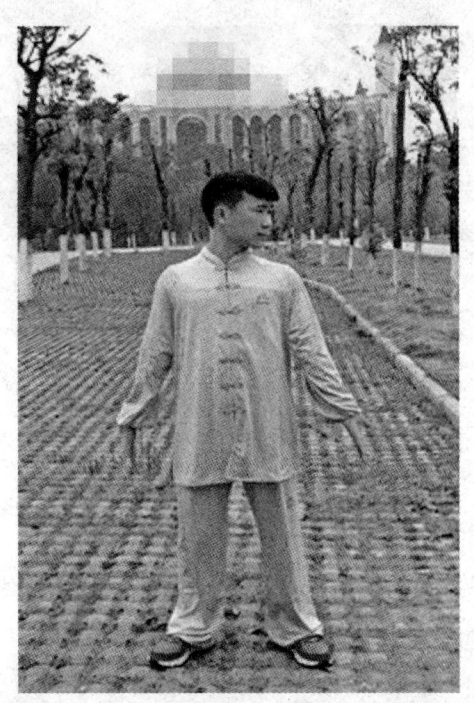

图 5-4 五劳七伤往后瞧

弧形摆动,随之俯身;目视右脚;上身由右向前、向左、向后弧形摇动;目视右脚;上身右移成马步,目视前方。

(3)右式动作与左式动作相同,方向相反。

6. 两手攀足固肾腰(见图 5-6)

(1)开步直立,与肩同宽。

(2)两臂向前、向上举至头顶,掌心向前;目视前方。两臂外旋至掌心相对,屈肘,两掌下按于胸前,掌心向下,指尖相对;目视前方;两臂外旋,两掌顺腋下后插,掌心向内,沿后背两侧向下摩运至臀部;上身慢慢前屈弯腰,两掌随之沿腿后向下摩运,至脚面抓握片刻;抬头,目视前下方。

7. 攒拳怒目增气力(见图 5-7)

(1)直立,平视前方。

(2)左脚向左开步,两腿缓慢屈膝下蹲成马步;两拳握固,抱于腰侧,拳心向上;目视前方;左拳向前缓慢用力击出,拳眼朝上,与肩同高;瞪目怒视前方;左拳变掌,环绕成掌心向上后,抓握成拳,再缓慢收抱于腰侧;目视前方。

(3)右式动作与左式动作相同,方向相反。

8. 背后七颠百病消（见图 5-8）

（1）并步直立，两掌自然垂于体侧；目视前方。

（2）两脚跟尽量上提，头用力上顶，然后两脚跟下落，轻振地面。

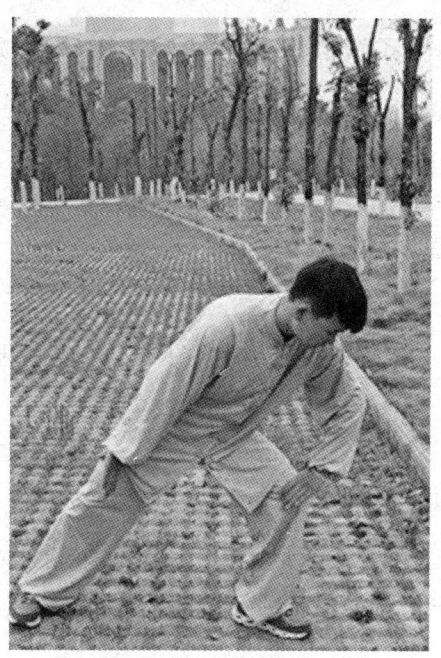

图 5-5　摇头摆尾去心火

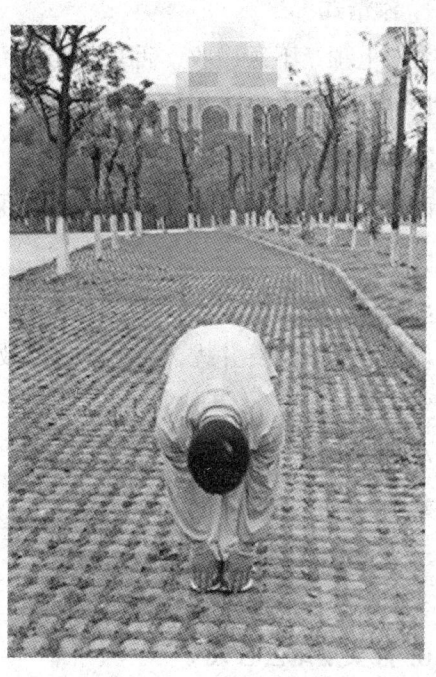

图 5-6　两手攀足固肾腰

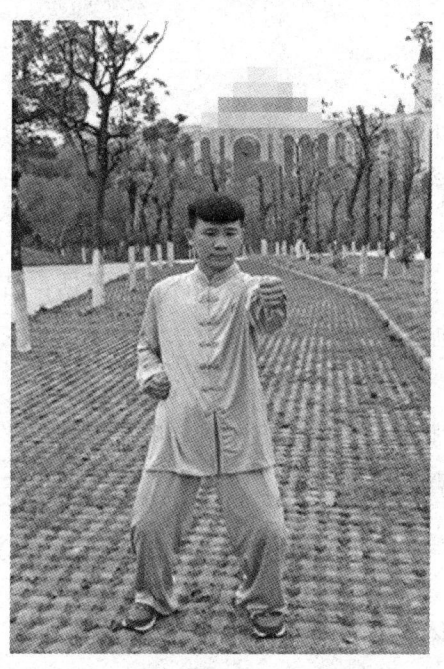

图 5-7　攒拳怒目增气力

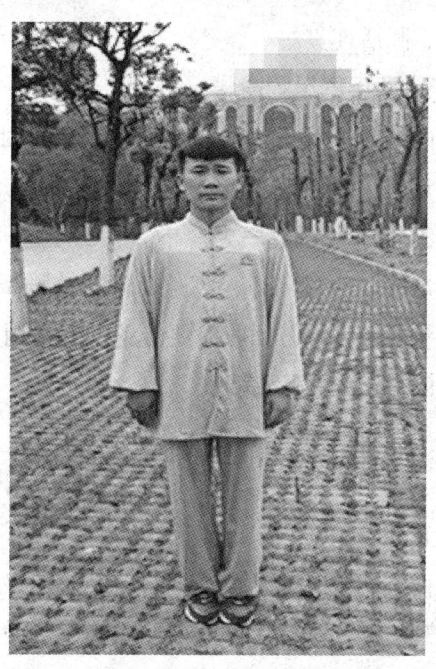

图 5-8　背后七颠百病消

二、练习的注意事项

1. 预备式
头向上顶,下颌微收,舌顶上腭,嘴唇轻闭,沉肩坠肘,腋下虚掩,胸部宽松,腹部松沉,收髋敛臀,上体中正。

2. 两手托天理三焦
两掌上托要舒胸展体,略有停顿,保持直立,两掌下落,松腰沉髋,沉臂坠肘,松腕竖指,上体通正。

3. 左右开弓似射雕
侧拉之手五指要并拢,躯挺,肩臂放平,八字掌侧撑与沉肩对肘,屈腕竖指,掌心含空。

4. 调理脾胃须单举
舒胸展体,拔长腰脊,两肩松沉,上撑下按,力在掌根。

5. 五劳七伤往后瞧
头向上顶,肩向下沉,转头不转体,悬臂,两肩后张。

6. 摇头摆尾去心火
马步下蹲,要收髋敛臀,上体中正,摇转时,脖颈与尾闾对拉伸长,速度应柔和缓慢、圆活连贯。

7. 两手攀足固肾腰
两掌向下摩运要适当用力,至足背时,松腰沉肩,两膝挺直,向上起身时,手臂要主动上举,带动上体立起。

8. 攒拳怒目增气力
冲拳时怒目圆睁,脚趾抓地,拧腰瞬间,力达全面,马步的高低可根据自己腿部的力量灵活掌握,回收时要旋腕,五指用力抓握。

9. 背后七颠百病消
上提时要脚趾抓地,脚跟尽力抬起,两脚并拢,百会穴上顶,略有停顿,掌握好平衡,脚跟下落时要轻轻下振,同时松肩舒臂,周身放松。

10. 收势
两掌内外劳宫相结于丹田,周身放松,气沉丹田,收功时要注意举止稳重,做一下整理活动,如搓手、摩面、浴面,可做肢体放松动作。

第二节　五禽戏习练

五禽戏，是通过模仿虎、鹿、熊、猿、鸟五种动物的动作，以保健强身的一种气功功法。由于五禽戏是中国古代医家华佗在前人的基础上创造的，故又称华佗五禽戏。五禽戏能治病养生，强壮身体。

五禽戏锻炼时要注意全身放松，意守丹田，呼吸均匀，做到外形和神气都要像五禽，达到外动内静、动中求静、有刚有柔、刚柔并济、练内练外、内外兼备的效果。

一、五禽戏的招式

1. 预备式

（1）两脚并拢，自然伸直；两手自然垂于体侧；胸腹放松，头项正直，下颌微收，舌抵上腭；目视前方。

（2）左脚向左平开一步，稍宽于肩，两膝微屈，松静站立；调息数次，意守丹田。为防止向左开步前身体摇晃，可在开步前两膝先微屈，开步时身体重心先落于右脚，左脚提起后再缓缓向左移动，左脚掌先着地，使重心保持平稳。

（3）肘微屈，两臂在体前向上、向前平托，与胸同高。

（4）两肘下垂外展，两掌向内翻转，并缓缓下按于腹前；目视前方。

（5）重复动作（3）（4）两遍后，两手自然垂于体侧。

最后，还要注意两臂上提下按时，意在两掌劳宫穴（掌中央第二、三掌骨间，握拳中指尖所点处），动作要柔和、均匀、连贯。此外，动作还可配合呼吸，两臂上提时吸气，下按时呼气。

2. 虎戏

（1）虎举（见图5-9）

1）两手掌心向下，撑开弯曲成虎爪状；目视两掌。

2）两手外旋，弯曲握拳，缓慢上提；至肩时，十指撑开，举至头上方成虎爪状；目视两掌。

3）两掌外旋握拳，掌心相对；目视两拳。

4）两拳下拉至肩，变掌下按；下落至腹，十指撑开；目视两掌。

（2）虎扑（见图5-10）

1）两手握空拳，提至肩前上方。

2）两手向上、向前划弧，弯曲成虎爪状；上体前俯，挺胸塌腰；目视前方。

3）两腿下蹲，收腹含胸；两手向下划弧至两膝侧；目视前下方；两腿伸膝，松髋、挺腹、后仰；两掌握空拳，提至胸侧，目视前上方。

4）左腿屈膝提起，两手上举；左脚向前迈一步，脚跟着地，右腿下蹲；上体前倾，两拳成虎爪状向前、向下扑至膝前两侧；目视前下方；上体抬起，左脚收回，开步站立；两手下落于体侧；目视前方。

5）右式动作与左式动作相同，左右相反。

6）两掌举至胸，两臂屈肘，两掌内合下按，自然垂于体侧；目视前方。

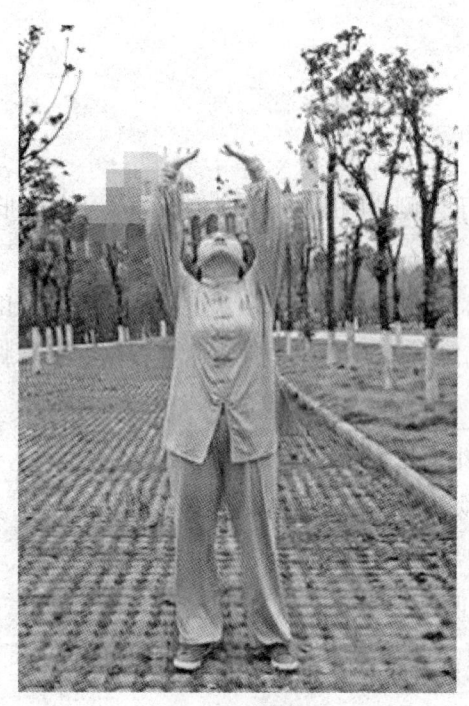

图5-9　虎举

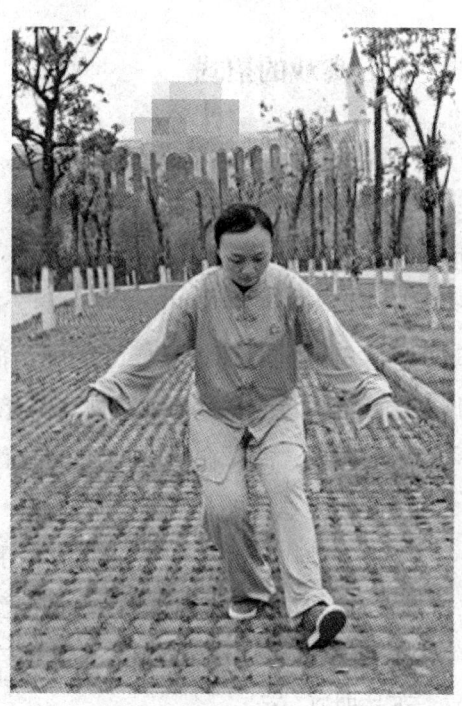

图5-10　虎扑

3. 鹿戏

（1）鹿抵（见图5-11）

1）两腿微屈，左脚经右脚内侧向左前方迈步，脚跟着地；身体稍右转；握空拳右摆；目视右拳。

2）左腿屈膝，脚尖踏实；右腿蹬实；身体左转，两掌成鹿角状，向上、向左、向后划弧，指尖朝后，左臂弯曲平伸，肘抵靠左腰；右拳举至头，向左后方伸抵，指尖朝后；目视右脚跟；身体右转，左脚收回，开步站立；两手向上、向右、向下划弧，握空拳落于体前；目视前下方。

3）右式动作与左式动作相同，左右相反。

（2）鹿奔（见图5-12）

1）左脚跨前一步，屈膝，右腿伸直，成左弓步；握空拳向上、向前划弧至体前，屈腕，与肩同高、同宽；目视前方。

2）重心后移，左膝伸直，脚掌着地；右腿屈膝；低头，弓背，收腹；两臂内旋，两掌前伸，拳成鹿角状。

3）上体抬起；右腿伸直，左腿屈膝，成左弓步；两臂外旋，握空拳，高与肩平；目视前方。

4）左脚收回，开步直立；两拳变掌，落于体侧；目视前方。

5）右式动作与左式动作相同，左右相反。

6）两掌举至胸；屈肘，两掌内合下按，自然垂于体前。

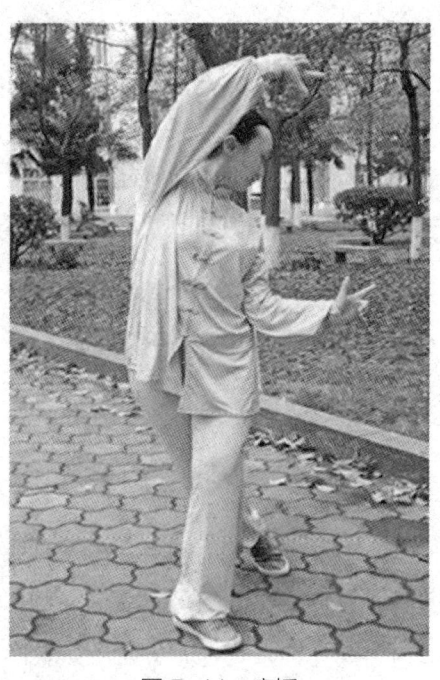

图5-11 鹿抵

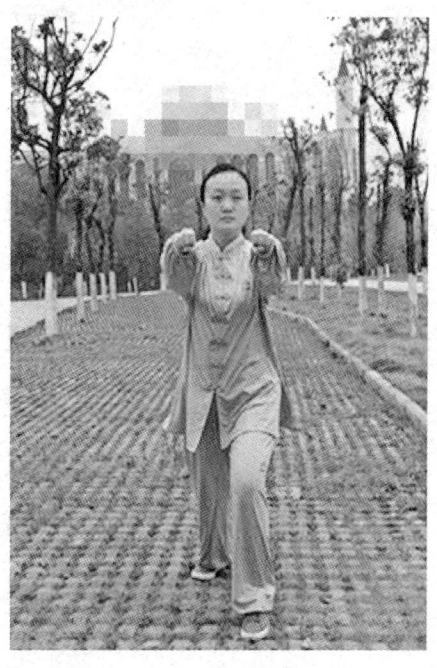

图5-12 鹿奔

4. 熊戏

（1）熊运（见图5-13）

1）两手自然下垂于体侧，手握空拳，拇指压在食指指端，其余四指弯曲、并拢，虎口撑圆,成熊掌状。

2)虎口相对,目视两拳;以腰、腹为轴,上身做顺时针方向摇转。

3)同时两掌以肚脐为中心,在腹部顺时针方向划弧。

4)目随上体摇转而环视,然后上体逆时针方向摇转,两掌逆时针方向划弧,重复数次。

(2)熊晃(见图5-14)

1)身体重心右移,左髋向上收提,牵动左脚离地,左膝微屈,两手成熊掌状。

2)重心前移,左脚向左前方顺势落地,脚尖朝前,全脚着地踏实,右腿伸直。

3)身体以腰为轴右转,带动左臂向前摆动,右臂向后摆动,左掌摆至左膝前上方,右掌摆至体后;目视左前方。

4)重心后坐,右腿屈膝,左腿伸直,身体左转,带动两臂前、后划弧摆动,右掌摆至左膝前上方,左掌摆至体后;重心前移,左腿屈膝,右腿伸直,身体右转,左掌摆至左膝前上方,右掌摆至体后。右式动作与左式动作相同,左右相反。

5)两掌举至胸;屈肘,两掌内合下按,自然垂于体前。

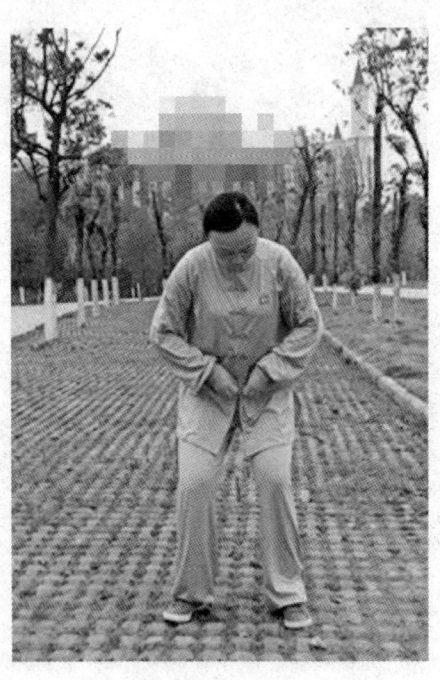

图5-13 熊运

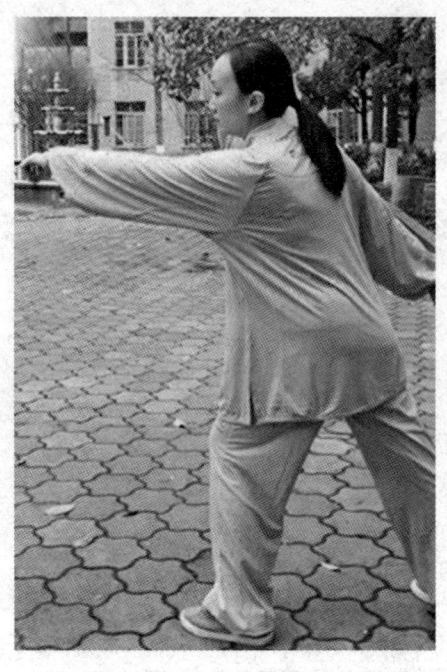

图5-14 熊晃

5. 猿戏

(1)猿提(见图5-15)

1)两掌在体前,手指伸直分开,再屈腕撮拢捏紧成"猿钩",速度稍快些。

2）两掌上提至胸，两肩上耸，收腹提肛；同时脚跟提起，头向左转；目随头动，目视身体左侧。注意：耸肩、缩胸、屈肘、提腕一定要充分。

3）头转正，两肩下沉，松腹落肛，脚跟着地；"猿钩"变掌，掌心向下；目视前方。

4）两掌沿体前下按落于体侧；目视前方。

5）右式动作与左式动作相同，左右相反。

（2）猿摘（见图5-16）

1）左脚向左后方退步，脚尖点地，右腿屈膝；左臂屈肘，左掌成"猿钩"收至左腰侧；右掌向前方摆起，掌心向下。

2）左脚踏实，屈膝下蹲，右脚收至左脚内侧，脚尖点地，成右丁步；右掌向下经腹前向左上方划弧至头左侧；目随右掌动，再转头注视右前上方。

3）右掌内旋，掌心向下，沿体侧下按至左髋侧；目视右掌；右脚向右前方迈出一大步，左腿蹬伸；右腿伸直，左脚脚尖点地；右掌经体前向右上方划弧，举至右上侧变"猿钩"；左掌向前、向上伸举，屈腕撮钩，成采摘势；目视左掌。

4）左掌由"猿钩"变为"握固"；右手变掌，落于体前，虎口朝前；左腿下蹲，右脚收至左脚内侧，脚尖点地，成右丁步；左臂屈肘收至左耳旁，掌成托桃状；右掌经体前向左划弧至左肘下捧托；目视左掌。

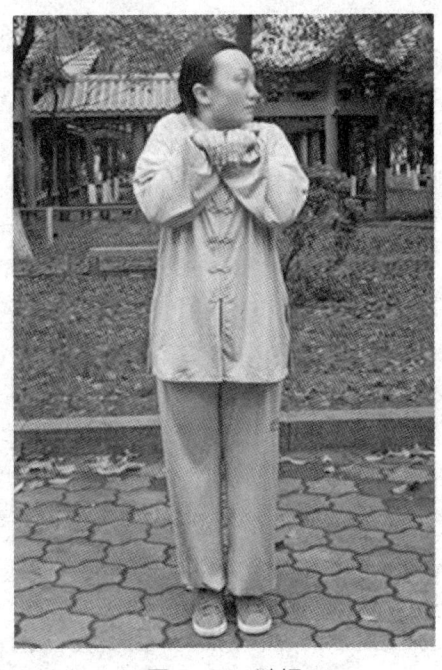

图5-15 猿提

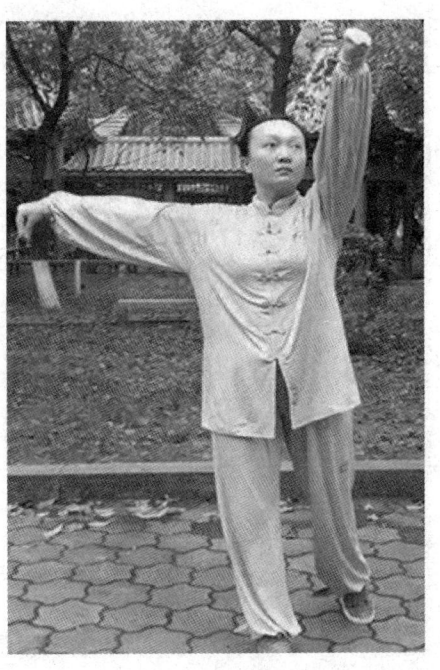

图5-16 猿摘

5）右式动作与左式动作相同，左右相反。

6）两掌举至胸；屈肘，两掌内合下按，自然垂于体前；目视前方。

6. 鸟戏

（1）鸟伸（见图5-17）

1）两腿微屈下蹲，两掌在腹前相叠。

2）两掌举至头上方，指尖向前；身体微前倾，提肩，缩颈，挺胸，塌腰；目视前下方。

3）两腿微屈下蹲；两掌相叠下按至腹前；目视两掌。

4）右腿蹬直，左腿伸直向后抬起；两掌分开成鸟翅状，摆向体侧后方；抬头，伸颈，挺胸，塌腰；目视前方。

5）右式动作与左式动作相同，左右相反。

（2）鸟飞（见图5-18）

接上式，两腿微屈；两掌成鸟翅状，合于腹前，目视前下方。

1）右脚伸直，左腿屈膝提起，小腿下垂；两掌成展翅状，在体侧平举向上；目视前方。

2）左脚落至右脚旁，脚尖着地，两腿微屈；两掌合于腹前；目视前下方。

3）右脚伸直，左脚屈膝提起，小腿下垂；两掌举至头顶上方；目视前方。

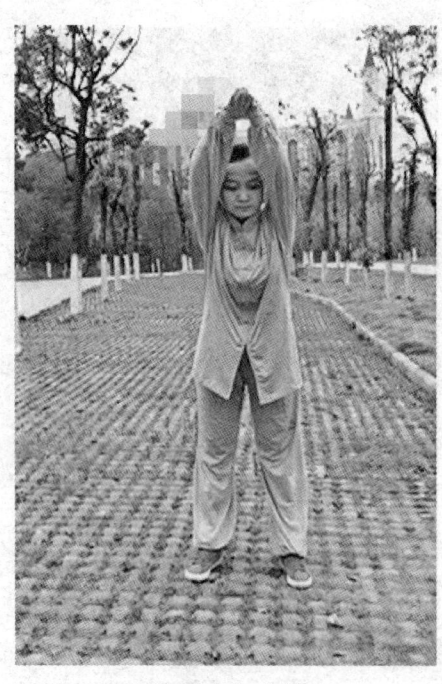
图5-17 鸟伸

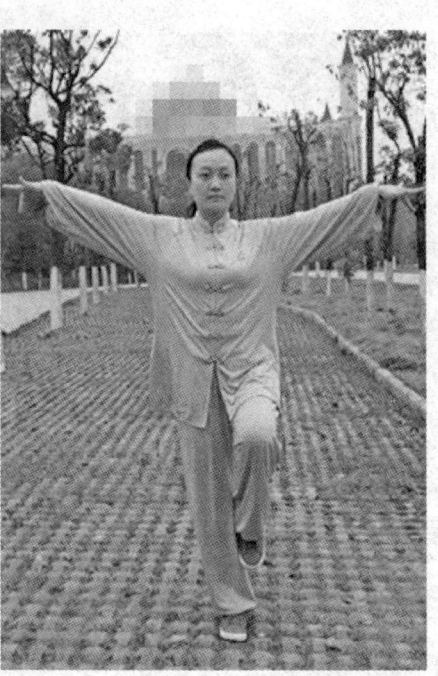
图5-18 鸟飞

4）左脚落至右脚旁，脚掌着地，两腿微屈；两掌合于腹前；目视前下方。

5）右式动作与左式动作相同，左右相反。

6）两掌举至胸；屈肘，两掌内合下按，自然垂于体前；目视前方。

7. 收势

五禽戏的最后一步就是收势——引气归元。所谓引气归元，即让气息逐渐平和，意将练功时所得体内外之气导引归入丹田，起到和气血、通经脉、理脏腑的功效。其具体方法如下：

（1）两掌经体侧上举至头顶上方，掌心向下。

（2）两掌指尖相对，沿体前缓慢下按至腹前；目视前方。

（3）重复动作（1）（2）两遍。

（4）两手极慢在体前划平弧，掌心相对，高与脐平；目视前方。

（5）两手在腹前合拢，虎口交叉，叠掌；眼微闭静养，均匀呼吸，意守丹田。

（6）数分钟后，两眼慢慢睁开，两手合掌，在胸前搓擦至热。

（7）掌贴面部，上下擦摩，浴面3~5遍。

（8）两掌向后沿头顶、耳后、胸前下落，自然垂于体侧；目视前方。

（9）左脚提起向右脚并拢，前脚掌先着地，随之全脚踏实，恢复成预备式；目视前方。

二、练习的注意事项

1. 由浅入深

五禽戏虽然动作相对简单，容易学会，但要练得纯熟，动作细化、精化，必须经过一段时间的认真练习。因此，初学者必须先掌握动作的姿势变化和运行路线，搞清来龙去脉，跟随他人一起边模仿边练习，尽快融入集体练习中，初步做到"摇筋骨，动肢节"即可。

在练习中要注意动作的细节，可采取上、下肢分解练习，再过渡到以腰为轴的完整动作练习，最后进行逐动、逐戏和完整功法的练习，使动作符合规范，并达到熟练的程度。此时，就要注意动作和呼吸、意识、神韵的结合，充分理解动作的内涵和意境，真正达到"形神兼备、内外合一"。

需要指出的是，不要还没真正搞清动作，就想追求内在的体验，这是不可能的，甚至会出现不良后果。练功必须由简到繁，由浅入深，循序渐进，逐步掌握。只有这样，才能确保把基础打好，防止出现偏差。

2. 因人而异

中老年人，尤其是患有各种慢性疾病者，需要根据自身体质状况进行练习，动作的速度、步姿的高低、幅度的大小、锻炼的时间、练习的遍数、运动量的大小都应把握好。其原则是练功后感到精神愉快，心情舒畅，肌肉略感酸胀，但不感到太疲劳，不妨碍正常的工作和生活。切忌急于求成，贪多求快。

第六章

每日身体活动与健康指导

第一节 晨练

一年之计在于春,一日之计在于晨。在全民健身浪潮中,晨练以其独特的魅力吸引成千上万的群众。中老年人参加晨练活动,还具有"一人晨练,带动全家,影响一片"的意义。因此,分析研究科学晨练对身体的好处是十分重要的。

一、晨练的好处

1. 强身健体

(1)改善神经系统功能。通过晨练活动可提高中枢神经系统的机能水平,提高肌体的强度、均衡性和灵活性,使大脑皮质的兴奋与抑制的转换能力提高。体育锻炼能使神经细胞获得更充足的氧气,使大脑和神经系统在紧张的工作过程中获得充分的能量物质。据研究,当脑细胞工作时,它所需的血液量为肌肉细胞的10~20倍,脑耗氧量占全身耗氧量的20%~50%。科学的晨练能使大脑的兴奋与抑制过程合理交替,避免神经系统过度紧张,可以消除疲劳,使头脑清醒、思维敏捷。

(2)改善运动系统的功能。经常参加晨练活动,可提高肌肉组织的储氧能力,改善肌肉组织的能量供应,增强肌肉组织的耐久力,从而使肌肉纤维增粗,肌肉体积和力量增大,肌肉弹性提高,肌肉变得发达、结实而有力。据测定,一般人的肌肉重量占体重的40%左右,而经常锻炼的运动员的肌肉重量可达体重的45%~50%。晨练还能改善骨骼的营养状况，增强物质代谢，使骨骼有机成分增加，并可改善骨骼肌与关节韧带的弹性和柔韧性等，从而可提高骨骼抗弯、抗拉、抗折、抗压和抗扭的性能，同时还可以提高关节和韧带运动的幅度、灵活性和准确性。

（3）提高呼吸系统的能力。科学的晨练活动使呼吸频率加快，呼吸加深，使氧气的吸入量增加，提高人体供氧能力。经常晨练的人的呼吸系统老化速度比不晨练的人慢很多。

（4）提高和改善循环系统的功能。经常参加晨练活动，不仅可以加强新陈代谢，而且改善血管的弹性，提高血液量，促进血液循环，提高肌体的摄氧能力。一般情况下，运动时心脏每分钟输出血量是平时输出量的 8 倍，所以，平时不爱晨练活动的人，稍微活动就出现心跳加速、气促、胸闷、头痛等现象，而晨练者由于血液循环得到改善，血流量增加，从而使心腔容量增大，心肌收缩力增强，血输出量增加，心跳次数减少，休息时间延长，久之，会使心肌纤维变粗，心肌发达。

2. 塑造体型美

体型与体态能反映一个人的外形，同时也能反映出精神面貌。体型指整个身体从头到脚各部位之间的比例以及肌肉群曲线的大小，体态指身体各部位所表现出的外形姿态。良好的形态给人以美的享受。人们科学地进行健美锻炼，就是根据需要选择合适的动作，有目的地纠正、改善体型、体态，塑造健美的形体。通过坚持参加晨练，消耗多余的热量，加快肌体的新陈代谢，防止皮下脂肪堆积。

3. 陶冶情操

晨练活动不但使人的体格健、外形美，而且可以健"心"，调节心理活动，消除心理障碍，同时晨练活动还具有多样性、娱乐性、趣味性等特点，给人们的生活带来乐趣，培养人们良好的道德品质，树立集体主义精神，还可以培养人们吃苦耐劳、团结互助的良好品质。

二、科学安排晨练

1. 从实际出发

根据不同年龄阶段的身心特点，科学地选择锻炼内容，确定锻炼方法，合理安排运动负荷。如中年时期人体各组织器官逐渐老化，机能逐渐衰退，病患增多，故锻炼需求逐渐提高。

2. 循序渐进

在锻炼内容、方法的安排上，要注意连贯、系统，由简到繁、由易到难，逐步提高。运动负荷也要由小到大，逐渐增加。如果违反循序渐进的原则，不仅不能有效地增强体质，而且还会损害健康。

3. 坚持不懈

人体机能水平的提高是一个逐步发展的过程，通过锻炼引起身体形态、生理等方面的良好变化，需由少到多逐渐积累。只有坚持科学锻炼，才能产生量的积累，收到良好效果。

三、晨练注意事项

1. 晨起应适当补水，使循环血量增加，血液黏滞度降低，但切记不要一次饮水过多，以 150~200 mL 为宜，以免增加心脏及胃肠道的负担。

2. 做好晨练的准备活动，让肌体内功能充分地调动起来后再投入锻炼，避免发生意外伤害事故，有效预防运动损伤。老年人参加晨练宜做间歇锻炼，晨练时最好有个同伴，边锻炼边聊天，既能活跃气氛又能相互照应。

3. 晨练时最佳心率应控制在 120~150 次/min。据研究，心率在 120 次/min 以下时血压、血液成分、尿蛋白等指标均没有明显变化，故健身价值不大；心率在 140 次/min 时，健身效果明显；心率在 150 次/min 时，晨练效果最好。

第二节　午休

一、午休的好处

不少人，尤其是脑力劳动者都会体会到，午睡后工作效率会大大提高。国外有资料证明，在一些有午睡习惯的国家和地区，冠心病的发病率要比不午睡的国家低得多，这与午睡能使心血管系统舒缓，并使人体紧张度降低有关。所以，有人把午睡比喻为最佳的"健康充电"。因此，一定要重视午睡。

二、午休的注意事项

1. 不要饭后即睡

刚吃了午饭,胃内充满了食物,消化机能处于运动状态,如这时午睡会影响胃肠道的消化,不利于食物的吸收,长期如此会引起胃病。

2. 注意睡姿

正确的姿势是将裤带放松,便于胃肠的蠕动,有助于消化。而一些人习惯或迫于条件所限,趴在桌子上午休,这样不但休息不好,而且有碍健康。趴睡者,有时会感到头晕、头痛、耳鸣、视物模糊,需要一段时间才能逐渐恢复。这是因为,当人们睡眠时,心脏收缩力减弱,心跳减慢,血压下降,以致流经脑部的血液相对减少,若趴睡,体位关系会使脑部血液进一步减少,从而导致上述一系列不适,特别是中午饱食之后,症状尤为明显。另外,趴睡时,上半身的重量压在胸部,会导致呼吸不舒畅,增加心肺工作量;手臂垫衬在头面部下,造成手臂和头面部血管受压,时间一久会使手臂麻木;全身的肌肉不能很好地放松,不利于消除疲劳。因此,午休时应当平卧,如果条件不允许,可睡躺椅休息。

3. 时间不宜过长,以1h为宜

研究认为,人的睡眠分浅睡眠和深睡眠两个阶段,两阶段周期性循环交替。一般人在入睡80~100 min后,便由浅睡眠进入深睡眠,这时大脑的各中枢神经的抑制过程加深,脑组织中许多的毛细血管暂时关闭,流经脑组织的血液相对减少,体内代谢过程逐渐减少,若在此时醒来,就会感到周身不舒服而更加困倦。这是由于被抑制了的大脑皮层还未解除,关闭的毛细血管还未开放,大脑出现暂时的相对的供血不足,这种症状短则十多分钟,长则半个小时才能消除。就一般人而言,每个人可根据自己的职业、劳动强度、个人差异,以午睡的自我感觉良好为标准来决定午睡的时间。

第三节 晚练

晚间锻炼又称"晚练",与"晨练"相对应,是常见的身体锻炼方式。晚间锻炼能提高人的体质,傍晚体内激素的活性处于良好状态,身体适应能力和神经的敏感性也最好，所以，专家提倡傍晚锻炼。但在晚间时段，要注意运动强度，强度过大会使交感神经兴奋，妨碍入睡。

一、晚练的好处

晚练能助消化，利于夜晚睡眠，对身体健康有十分重要的作用。另外，晚练不但使人体格健、外形美，而且可以调节心理活动，消除人们的心理障碍，达到娱悦身心的效果。

二、运动项目的选择

晚练的项目要按照个人的喜好选择。具体的项目有跳舞、做操、练剑、打太极拳、快走、慢跑、游泳等，还可以打乒乓球、打羽毛球、练健身球、练健身圈等。中老年人晚练多以集体舞、集体操或养生气功、保健气功等为主。

三、晚练的注意事项

晚练也要因人而异，特别是在开始的时候活动不要太剧烈，循序渐进增加运动量，并根据自己的体质和特点选择适宜的运动项目和锻炼强度，概括地说，就是要掌握适时、适宜、适度、适量的晚间锻炼原则。

第七章

食谱编制（交换份法）

第一节 食谱编制的理论准备

一、概念

将每日各餐主、副食的品种、数量、烹调方法、用餐时间排列成表，称为食谱。基本内容包括用餐对象、每日餐次、用餐饭菜名称、食物种类及数量等。

一日食谱包括了用餐人一天当中的所有食物，是膳食营养素的来源。从大类来说，包括主食、副食、零食和饮料，其中主食主要是指碳水化合物，副食是指用餐时摄入的各种菜肴，而三餐之外的固体食物称为零食；从时间来说，包括早餐、午餐、晚餐和加餐食谱的编制，可以是一餐食谱（如学生营养午餐、员工工作餐等），或是一日食谱（如家庭食谱、寄宿学校食谱等），或是一周食谱（如幼儿园食谱等）。

二、食谱编制的目的

1. 合理调配膳食，保证食物的多样化和营养合理化。
2. 可计算食用者每日或每餐营养素的摄入量。
3. 反映膳食质量的好坏，便于监督和管理。
4. 便于成本核算。

三、食谱编制的基本原则

1. 满足食用者的营养需要，营养素齐全，数量合适，比例合理，符合膳食参考摄入量。
2. 膳食组成合理，品种丰富，定时定量进餐，三餐营养分配合适。
3. 食物品种选择要合适，满足多样化的需求。
4. 食谱要切实可行，成本能够接受，必须考虑个人的饮食习惯。
5. 食物具有良好的可接受性，能引起食欲，加工、烹调要减少损失，提高消化吸收率。
6. 保证食品安全和卫生。
7. 掌握各类食物的营养特点，在保持充分营养素供应的同时按每个人的需要及时调整食谱。

四、中国居民膳食指南

1. 食物多样，谷类为主。
2. 吃动平衡，健康体重。
3. 多吃蔬果、奶类、大豆。
4. 适量吃鱼、禽、蛋、瘦肉。
5. 少盐少油，控糖限酒。

五、确定用餐者的营养供应目标

食谱设计的营养供应目标既可能是个体，也可能是群体。

1. 个体营养供应目标的确定

对个体来说，首先要了解其基本营养状况、健康状况、生活状态和体力活动水平。如果无特殊疾病，无须控制体重，没有特殊饮食需求，属于健康个体，还需要了解其体重是否与标准（女 55 kg，男 65 kg）一致。基本一致的人，可直接用 DRIs（dietary reference intakes，膳食营养素参考摄入量）的相应数值作为营养素供应目标；如果体重偏离较大，需要对能量和蛋白质的摄入量进行适当调整，其他微量营养素摄入量则无须调整。

食谱中的能量供应量需达到营养目标的 90%～100%，并可按照具体情况适当调整。由于每个人的遗传因素、生活状态不同，能量供应目标应个性化。对于经常参加长跑、登山、健身等强体力活动者，可适当提高能量目标值，注意微量营养素的供应数量不能超过可耐受最高摄入量。如果有控制体重的需求，或年龄超过 40 岁而且超重，则应适当降低能量供应。对于孕妇、乳母、儿童、青少年等营养需求较为旺盛的个体，要特别注意关键营养素的供应，如钙、铁、锌等。

2. 群体营养供应目标的确定

健康管理人员经常需要给集体单位、学校、幼儿园等进行食谱设计。由于就餐人员存在个体差异，导致营养目标的确定也比较复杂。

首先要评价群体是否均匀，简单地说就是在年龄、性别、体力活动水平、身体健康状况等方面是否基本一致。比如说，一个连队食堂或一个矿工食堂的全部就餐人员，都属于健康成年男性，体力活动均在一个水平上，就属于均匀性群体。但对于均匀性群体，也有个体差异。需要先了解此群体的平均营养素需求，按照能满足 97% 以上人群的营养需要来确定营养目标。

对于非均匀性群体，其营养目标的确定更复杂，但这属于普遍情况。例如，在一个单位食堂当中，既有男性，也有女性，包括各年龄层、不同工种、不同健康状况的人，营养素需求也不同。此时最好能对人群进行划分，分别确定营养目标，特别是能量和蛋白质。其他微量营养素采用"就高不就低"的原则，只要在可耐受最高摄入量以下，就可避免营养素供应不足的风险。

六、食物成分表

要进行营养素计算、食谱设计和营养配餐，必须掌握食物原料中的能量和营养素含量。因此，需要使用食物成分表，它通常包括常见食物和部分加工食物的能量、蛋白质、脂肪、碳水化合物、维生素、矿物质等的含量。

1. 概念

食物成分表（food composition tables，FCT）是各种食物成分及含量数据所构成的表格。一个国家或地区的食物成分表包括了当地常用食物的营养素数据。

中国食物成分表标准版第 6 版第一册罗列了 1 110 余种以植物性原料为主的食物的一般营养成分数据，第二册以动物性原料和食品为主，共收集了 8 类 3 600 余种食物，数据 75 600 余个，包括能量、水分、灰分、蛋白质、脂肪等宏量营养素共 10 种，维生素 11 种，矿物质 10 种，氨基酸 20 种，脂肪酸 45 种。

2. 主要内容

（1）食物。食物是食物成分表最重要的项目，包括原始食物和加工食品。食物种类的多少，直接代表食物成分表的大小和质量。从使用角度来说，所包括的食物越多越好，但由于人力、物力、财力等各方面限制，没有任何一个国家或地区的食物成分表能包括所有食物。中国食物成分表标准版第6版（第一、二册）共计收录4 700余种食物。

（2）食物成分。食物成分是食物成分表的精华，它可以表现食物的主要营养特点、国家或地区的有关健康问题、营养学的发展状况、毒理学的认识等。比如，一些发展中国家，各种营养缺乏病是迫切需要解决的问题，需要蛋白质、能量、微量营养素等资料。但对于发达国家，心血管病、糖尿病、癌症等是最突出的问题，需要能量、胆固醇、脂肪酸等数据。

3. 应用注意事项

食物成分表提供了大量的数据，但任何数据库都有局限性，如果应用或理解不当，也会带来很大误差。使用时需要注意以下几个问题：

（1）食物原料的重量分为"市品"和"食部"。前者是在市场购入时的重量；后者是去掉皮、核、骨、刺等不可食部分后，直接可以入口的重量。食物成分表中的数据均为100 g食部中的含量，应用时很多食物重量应当查询"食部"，换算成为食部重量。

（2）食物是一种生物材料，成分具有变异性。食物成分表并不能准确地检测每一种食物样品的成分。因此，尽管可以利用食物成分表设计食谱，但营养素含量仍然是估计水平。

（3）食物成分表对于加工食品的有效性是有限的，并不能准确无误地预测其营养素水平，特别是对于在食品制作过程中添加或容易丢失的成分更为明显。

（4）食物成分表中的食物原料可能来自不同地区，属于不同品种，其营养素含量会有很大差异，在使用时需注意。对一些新品种，必要时应查询该品种的研究测定数据；已给定的食品也会随着时间而改变，如生产者配方或市场淘汰，使食物成分表中的数值无效。因此在使用食物成分表时，一定要选取最合适、最准确的食品使用。

（5）同一个名称的食物原料会有干品、鲜品、水发品、烹调品等含水量不同的数据，查询的时候应看清其水分含量。

第二节　交换份法编制食谱

将常用食物按所含营养素量的近似值归类，计算出每类食物每份所含的营养素值和食物重量，然后将每类食物的内容和单位数量列表供交换使用，最后，根据不同能量需要，按蛋白质、脂肪和碳水化合物的合理分配比例，计算出各类食物的交换份数和实际重量，并按每份食物等值交换表选择食物。

一、按常用食物所含营养素的特点划分为四大类食物

1. 粮谷类

粮谷类是富含碳水化合物的各类食物。粮谷类食物等值交换见表7-1。

● 表7-1　粮谷类食物等值交换

食物名称	重量/g	食物名称	重量/g
大米、糯米、小米	50	甘薯（食部）	250
面粉、高粱米	50	荞麦粉	50
玉米面	50	馒头	80
土豆（食部）	250	花卷	80
挂面	50	凉粉	750
面包	75	饼干	50

注：所谓等值就是按每份提供能量0.756 MJ、蛋白质4 g、脂肪1 g、碳水化合物38 g来计算的，即50 g大米煮的粥相当于50 g挂面或75 g面包的营养价值。

2. 果蔬类

果蔬类是富含矿物质、维生素和膳食纤维的水果类及蔬菜类食物。果蔬类食物等值交换见表7-2。

● 表 7-2　果蔬类食物等值交换

名称（食部）	重量/g
白菜、洋白菜、菠菜、油菜、韭菜	500～750
芹菜、苤蓝、青笋、空心菜等	500～750
西葫芦、西红柿、冬瓜、黄瓜、苦瓜等	500～750
绿豆芽、茭白、冬笋、菜花、鲜蘑菇等	500～750
柿子椒、萝卜、南瓜、水浸海带等	350
鲜豇豆	250
鲜豌豆	100
蒜苗、胡萝卜	200
李子、香蕉、葡萄、苹果、桃、柑橘等	200～250

注：以上食物按每份提供能量 0.336 MJ、蛋白质 5 g、碳水化合物 15 g 来计算，即 500～750 g 白菜相当于 350 g 萝卜或 350 g 柿子椒的营养价值。

3. 肉蛋奶类

肉蛋奶类包括瘦肉、蛋、豆制品、乳制品等。肉蛋奶类食物等值交换见表 7-3。

● 表 7-3　肉蛋奶类食物等值交换

名称（食部）	重量/g
瘦猪肉（猪心、猪舌）、瘦牛肉、瘦羊肉	50
禽肉（鸡、鸭、鹅等）	50
肥瘦猪肉、肥瘦牛肉、肥瘦羊肉	25
鲜虾	15
鲜鱼	75
鸡蛋、鸭蛋	55
酸奶	200
牛奶	250
牛奶粉	30
南豆腐	125
北豆腐	100
豆浆	300
豆腐丝	50

注：以上食物按每份提供能量 0.378 MJ、蛋白质 10 g、脂肪 5 g、碳水化合物 2 g 来计算，即 50 g 瘦肉相当于 100 g 北豆腐的营养价值。

4. 坚果油脂类

坚果油脂类包括富含能量的油脂类、坚果类和纯糖类食物。坚果油脂类食物等值交换见表7-4。

● 表7-4 坚果油脂类食物等值交换

食物名称	重量/g	食物名称	重量/g
油类	10	松子（食部）	30
花生米	15	腰果（食部）	30
核桃（食部）	15	芝麻酱	15
杏仁（食部）	15	白糖	20
葵花子（食部）	30	红糖	20
南瓜子（食部）	30		

注：以上食物按每份提供能量 0.336 MJ，油脂类含脂肪 9 g，纯糖类含糖 20 g 来计算，即 20 g 白糖相当于 15 g 花生米的营养价值。

二、各类食物每单位交换份所含的主要营养素

各类食物每单位交换份所含的主要营养素见表7-5。

● 表7-5 各类食物每单位交换份所含的主要营养素

类别	交换份	重量/g	能量/MJ	蛋白质/g	脂肪/g	碳水化合物/g
粮谷类	1	粮谷类 50	0.756	4	1	38
果蔬类	1	蔬菜类（食部）500~750	0.336	5		15
		水果类（食部）200~250				
肉蛋奶类	1	瘦肉类 50	0.378	10	5	2
		鸡蛋 1 个				
		豆腐 100				
		干黄豆 40				
		牛奶 250				
坚果油脂类	1	油脂类 10	0.336		9	20
		食糖 20				

三、不同能量供给量的食物交换份数

不同能量供给量的食物交换份数见表 7-6。

● 表 7-6　不同能量供给量的食物交换份数

能量 /MJ	交换份	粮谷类	果蔬类	肉蛋奶类	坚果油脂类
5.0	9.5	4	2	1.5	2
5.9	11.0	5	2	2	2
6.7	12.0	6	2	2	2
7.5	13.5	7	2	2.5	2
8.4	15.0	7.5	2	2.5	3
9.2	16.5	8.5	2	3	3
10.0	17.5	9.5	2	3	3
10.9	19.5	10	2	4	3.5
11.8	21.0	11	2	4.5	3.5
12.6	22.0	12	2	4.5	3.5

四、应用食物交换份法编制食谱举例

如果一个人全日能量供给量标准为 10.9 MJ，查表交换份数为 19.5 份，其中粮谷类食物 10 份，果蔬类食物 2 份，肉蛋奶类食物 4 份，坚果油脂类食物 3.5 份。具体到食物的种类和数量上则可选用：粮谷类 500 g，蔬菜类 500～750 g，水果 200～250 g，瘦猪肉 50 g，牛奶 250 g，鸡蛋 2 个，食用油 25 g，白糖 20 g。

早餐：牛奶 250 g，白糖 20 g，面包 150 g，大米粥（大米 25 g），咸菜少许。

午餐：饺子（面粉 200 g、瘦猪肉 50 g、白菜 300 g），小米粥（小米 25 g），炝芹菜（芹菜 200 g）。

加餐：苹果 200 g。

晚餐：米饭（大米 150 g），鸡蛋 2 个，炒莴笋 150 g。

全日烹调用油：25 g。

第八章

常见慢性病的中医健康管理

第一节 颈椎病的中医健康管理

一、概念

1. 西医概念

颈椎病又称颈椎综合征，是颈椎骨关节炎、增生性颈椎炎、颈神经根综合征、颈椎间盘突出症的总称，是一种以退行性病理改变为基础的疾患，主要由于颈椎长期劳损、骨质增生，或椎间盘突出、韧带增厚，致使颈椎脊髓、神经根或椎动脉受压而出现一系列功能障碍。

2. 中医概念

颈椎病又称颈椎综合征，是因风寒湿邪、肌肉劳损、脾肾气虚，引起瘀血阻脉、血运不畅、气血筋骨失养而引发。临床以颈肩部疼痛、筋急、项强等症状为主要表现，病位在颈项，与肝、脾、肾相关。颈椎病有虚实两类，实证属痹证，虚证属痉证，以实证居多。

二、症状

1. 风寒痹阻证

颈、肩、上肢窜痛麻木，以痛为主，头有沉重感，颈部僵硬，活动不利，恶寒畏风。舌淡红，苔薄白，脉弦紧。治以祛风散寒、温经通络，方用麻桂温经汤加减。

2. 气滞血瘀证

颈肩部、上肢刺痛，痛处固定，伴有肢体麻木。舌质暗，脉弦。治以活血化瘀、温经活血，方用桂枝葛根汤加减。

3. 痰湿阻络证

头晕目眩，头重如裹，肢体麻木，纳呆。舌暗红，苔厚腻，脉弦滑。治以涤痰祛湿，方用温胆汤加减。

4. 肝肾不足证

眩晕头痛，耳聋耳鸣，失眠多梦，肢体麻木，面红目赤。舌红少苔，脉弦。治以补益肝肾，方用六味地黄汤或芍药甘草汤加减。

5. 气血亏虚证

头晕目眩，面色苍白，心悸气短，四肢麻木，倦怠乏力。舌淡苔少，脉细弱。治以补益气血，方用补中益气汤或四君子汤加减。

三、颈椎病的中医健康管理

1. 食疗方法

（1）川芎白芷炖鱼头。川芎 15 g，白芷 15 g，鳙鱼头 1 个，生姜、葱、盐、料酒适量，炖熟调味即可。可祛风散寒，活血通络。

（2）天麻炖鱼头。天麻 10 g，鳙鱼头 1 个，生姜 3 片。天麻、鳙鱼头、生姜放炖盅内，加清水适量，隔水炖熟，调味即可。可补益肝肾，祛风通络，适用于颈动脉型颈椎病。

（3）川乌粥。生川乌 12 g，香米 50 g，慢火熬熟，下姜汁 1 茶匙，蜂蜜 3 大匙，搅匀，空腹啜服。可散寒通痹，适用于经络痹阻型颈椎病。

2. 中医药调理方法

（1）颈复康口服，配合芬必得口服，祖师麻片口服止痛。不要用按摩器，对于颈椎间盘突出患者，绝对不要盲目按摩，有加重损伤的危险。

（2）进行中药熏蒸、中药塌渍、中药外敷、中药离子导入、耳穴贴压、艾灸等治疗。

3. 饮食起居注意事项

（1）饮食。颈椎病患者在治疗期间，饮食要合理搭配，不可偏食。粗细、干稀、主副搭配的全面营养可满足人体需要，促进患者的康复和维持正常人体的需要。中医认为胡桃、山萸肉、生地黄、黑芝麻等具有补肾髓之功,合理地少量服用可起到强壮筋骨、推迟关节退变的作用。

(2)运动。疾病发作期,痛时宜静卧休息,减少活动;注意安全,外出有人陪同,动作应缓慢,避免快速转头、低头,防摔倒。长期伏案工作者,注意端正头、颈、肩、背的姿势,不要偏头耸肩。谈话、看书时要正面注视,要保持脊柱的正直。应定时改变头部体位,按时做颈肩部肌肉的锻炼,松弛肌肉。

(3)睡眠。保证良好睡眠,睡前可饮热牛奶,温水泡脚,按太阳穴、印堂穴,听轻音乐,不宜饮茶或咖啡。

4. 颈椎病的预防

(1)姿势。颈椎病的预防,最重要的是平日要注意坐姿正确。正确的坐姿为自然的端坐位,脊柱正直,臀部和背部充分接触椅面,双肩连线与桌沿平行,两足着地,桌椅高度调到与自己身高比例合适的最佳状态。目光平视电脑屏幕,用电脑时要抬高屏幕,让屏幕和眼睛成5°的仰角,可以让颈部得到放松。

(2)运动。工作2 h左右,有目的地让头颈部向前后左右拉伸数次,拉伸时应轻柔、缓慢,以达到各个方向的最大运动限度为准,使得颈椎关节疲劳得到缓解。可按照以下运动处方进行预防。

1)拔项法。吸气时头颈向上伸展,下颌收,双肩下沉,使颈部后方肌肉紧张,坚持3 s,然后呼气放松。

2)项臂争力。两手交叉,屈肘上举,手抱颈项部向前用力,同时头颈尽量用力向后伸屈,两力相对抗,一呼一吸按节奏进行。

3)保健"来字操"。身体直立,双手自然下垂,挺胸、抬头,目视前方,颈部向左侧屈,吸气,复原时呼气,再向右侧屈。颈前屈,下颌贴胸。颈后伸到最大限度。头向左斜上方摆动至最大限度,再向右斜上方摆动至最大限度,配合呼吸。头向左斜下方摆动至最大限度,再向右斜下方摆动至最大限度。

(3)睡眠。睡眠中要注意合理用枕,人的一生中1/3的时间都要在睡眠中度过,合理用枕可以预防颈椎病。枕高要求6~12 cm,平均9 cm。枕形应为中央低、两头高的元宝形,限制头侧屈和旋转,颈部充分接触枕头并略后仰,避免悬空。

(4)避免受凉。避免洗凉水澡、冬泳、淋雨、乘车开窗吹风。

第二节 糖尿病的中医健康管理

一、概念

糖尿病是由遗传和环境因素相互作用而引起的一组以慢性高血糖为共同特征的代谢异常综合征,因胰岛素分泌或作用的缺陷,或者两者同时存在而引起的碳水化合物、蛋白质、脂肪、水和电解质等代谢紊乱,随着病程延长,可出现多系统损害,导致眼、肾、神经、心脏、血管等组织的慢性进行性病变,引起功能缺陷及衰竭。重症或应激时可发生酮症酸中毒、高渗性昏迷等急性代谢紊乱。

二、症状

临床上以高血糖为主要特点,典型病例有多尿、多饮、多食、消瘦等表现,即"三多一少"症状,血糖一旦控制不好就会引发并发症,导致肾、眼、足等部位的衰竭病变。

三、糖尿病的中医健康管理

1. 食疗方法

(1)雪菜豆腐

配方:豆腐 100 g,雪菜 20 g,烹调油 5 g,食盐、味精适量,葱、姜末少许。

制法:先将豆腐切成小块,用开水烫 3 min,捞出备用。将雪菜切成碎丁。然后,锅放油加热,放葱、姜炝锅,放入雪菜,煸炒;再放豆腐、食盐及少量清水,旺火收汁,放味精,出锅即可。

功效:雪菜具有利尿止泻、祛风散血、消肿止痛的作用,豆腐能够生津润燥、清热解毒。

(2)葛根粉粥

配方:粳米 100 g,葛根粉 30 g。

制法：粳米淘净，放入锅内，加适量清水，用大火烧沸后，转用小火煮，煮至米半熟，加葛根粉，再继续用小火煮至米烂成粥。

功效：具有解热、降血脂和降血糖的作用。

2. 中医药调理方剂

（1）糯米桑根茶

配方：糯米（炒黄）、桑根（白皮）各等份。

制法：每日用 30～50 g，水一大碗，煮至半碗，渴则饮。

功效：治疗糖尿病。

（2）独参汤

配方：生晒参、红参、西洋参（任选其中一味）。

制法：每日用 2～6 g，加开水 100 mL，隔水炖 2 h。温服，药渣可同时嚼碎服下。

功效：治疗气阴两虚、尿糖、血糖明显异常的糖尿病。

（3）冬瓜皮西瓜皮汤

配方：冬瓜皮、西瓜皮各 50 g，天花粉 15 g。

制法：水煎服。

功效：治疗糖尿病。

3. 饮食起居注意事项

（1）饮食方面。控制总能量，注意食物的组成和分配，碳水化合物占总能量的 50%～60%，提倡粗米、面和一定杂粮，蛋白质约占 15%，脂肪约占 30%。忌吃油炸食品，严格控制各种甜食，多食含纤维素高的食物，注意监测体重变化。主食分配要定时定量。少吃稀饭等会快速升高血糖的食物。

（2）运动方面。运动以有氧运动为主，如散步、慢跑、骑自行车、做广播体操、打太极拳等。运动不宜空腹进行，防止低血糖发生，随身携带糖果，当出现饥饿感、心慌、出冷汗等低血糖症状时及时食用。

（3）需要吃药、打针的糖尿病病人一定要遵照医嘱，按时用药，定期监测血糖，及时调整治疗方案。

4. 糖尿病的预防

（1）饮食禁忌。管住嘴，少吃或不吃含蔗糖、葡萄糖的食品。主食方面常吃一些粗粮，如玉米、荞麦、豆类。副食则以蔬菜、瓜果等对降糖有辅助作用的食物为主，如苦瓜、柚子皮、番石榴、雪莲果等。一些含糖量高的水果也应尽量少吃，如香蕉、石榴、柑橘、苹果、荔枝等。戒烟限酒。

（2）坚持锻炼。锻炼不能太剧烈，最好在户外进行，可以吸入更多的氧气，且一定要持之以恒。

（3）少熬夜。注意安排好休息时间。熬夜会影响身体正常代谢，使胰岛素分泌失去规律或反应不及时，导致糖的分解代谢失常。

（4）饮食均衡。不暴饮暴食，生活、饮食要有规律，吃饭时细嚼慢咽，多吃蔬菜，少食多餐，控制总量，多喝白开水。

（5）心态平和。保持心态平衡，减轻心理压力。各种心理不平衡会进一步加强胰岛素抵抗，促使糖尿病的发生。

（6）合理减肥。肥胖时脂肪细胞膜和肌肉细胞膜上胰岛素受体数目减少，对胰岛素的亲和能力降低，体细胞对胰岛素的敏感性下降，导致糖的利用障碍，使血糖升高而出现糖尿病。

（7）预防病毒。病毒感染可引起胰腺炎，导致胰岛素分泌不足而产生糖尿病。另外，病毒感染后还可使潜伏的糖尿病加重而成为显性糖尿病。

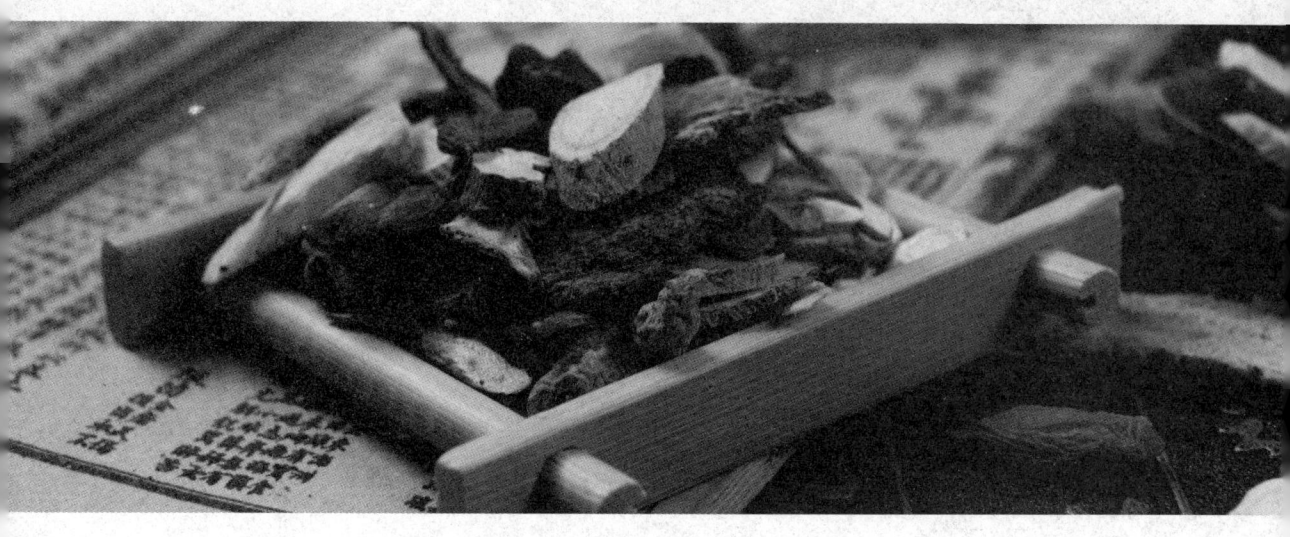

中级部分

第九章

健康信息收集和健康干预

第一节 健康信息收集——问卷调查

一、问卷类型的选择

问卷内容问答的形式有三种。

1. 开放式,即调查者提出问题后,由应答者自由回答。
2. 封闭式,即所有可能的答案都由调查者在问题之后列出,由应答者从中挑选,而不能给出其他答案。
3. 混合式,即由上述两种方式混合而成,它的结构常为先提出开放式的问题,然后是封闭式的问题。

采用哪一种类型来编写问卷项目,由设计者决定,没有什么指导原则供参考。不同类型各有其优点和缺点。目前电子计算机已广泛应用于多个领域,应用计算机处理调查资料时,封闭式就显示出良好的适用性。因此,封闭式问卷已越来越多地为我国所采用,设计的水平也逐渐提高。

二、问卷的基本格式

问卷有一览表和个案调查问卷两种主要格式。一览表可填写多个调查对象,适于项目较少的调查。个案调查问卷为一人一表，适于项目较多的调查。

以下重点介绍个案调查问卷。个案调查问卷由三部分组成，即封面信、指导语和问卷主体。

1. 封面信

封面信是每份问卷前的一段话。它的作用在于向被调查者介绍和说明调查者身份、调查的目的和意义、调查内容和有关信息、收回问卷的时间和方式、调查主办单位及其他信息（如说明本次调查的保密性、匿名性和感谢话语）等。一般为200~300字，自成体系，是一封完整的书信。

2. 指导语

指导语是问卷的填写说明，是对具体概念、填写方法等的解释和说明。问卷比较简单，问题较明确时，该部分也可以省略。多数情况下封面信与指导语合而为一。

3. 问卷主体

问卷主体由以下四部分组成：

（1）问卷的名称、编号，如"高血压危险因素调查问卷"。

（2）一般项目或识别项目，如姓名、性别、出生日期、婚姻状况、民族、职业、工作单位、家庭住址等。

（3）研究变量。这是问卷的核心部分，即问卷的主要内容。这部分内容围绕健康管理项目的目的来确定，有逻辑顺序地分类编写。例如慢性病危险因素调查时，由于许多疾病都与肥胖有一定关系，因此身高和体重作为基本资料是必须测量的；其次是饮食结构、生活方式、遗传因素、超重和肥胖、精神因素、经济水平等，应根据这些危险因素确定相应的问题。

（4）调查者签名和调查日期。这是责任部分，明确成果由谁享有，责任由谁承担。

三、编写问卷的一些原则

1. 需要的项目一个不能少，不需要的项目一个都不要。即每个问题都应该是与主题密切相关的，不要有无关的问题，否则不但造成时间和精力的浪费，还可能扰乱被调查者的思路。

2. 语言要准确、简练，尽量通俗易懂。文字应浅显易懂，以被不同知识水平的调查对象接受。尽量避免使用含混不清的词语，同时应避免使用专业术语、俗语和缩写词等，避免抽象式的提问。

3. 避免双重装填。即一个题目不能混杂两个甚至更多的问题，因为这样会导致被调查者难以作出准确回答。

4. 避免诱导性的提问。因为诱导性提问会人为增加某种回答的概率，从而产生信息偏差，最好采用中性的提问。

5. 尽量避免一些敏感性问题，如收入来源、家庭经济状况等涉及个人隐私的问题，如确有必要，可采用专门的调查方法。

6. 题目数量适中。题目太多容易使被调查者产生逆反心理，题目太少则不能收集到足够的信息。一般以 15 min 内完成为宜。

四、使用问卷时的注意事项

1. 必须有使用指导或工作手册，并严格按其中的要求和规定执行。
2. 填写的字迹要工整、清楚，以免难以辨认。
3. 调查者要签名并写明调查日期。

五、调查员的准备

由于问卷调查常需要较多人参加，因此调查的质量与调查员关系很大。在新选一批人做调查员工作时，应对选中的调查员进行系统培训。培训的基本程序如下：

1. 培训者讲解调查方法和要求，使学员逐项熟悉问卷表。
2. 学员之间做模拟实习。
3. 在现场由培训者示范。
4. 学员两人一组，以健康人为对象做练习。
5. 学员面对病人实习。

这个过程中，培训者对调查员辅导、纠正和考核。对不合格者进行淘汰，合格者参加工作。如果启用老调查员，也要对他们就这次调查的方法及要求进行培训，但可免去基本素质的训练。

六、问卷质量监督措施

1. 有明确的组织和分工，要落实到人。
2. 各级人员的工作规范书面化，以便工作者遵循，并作为考核的依据。

3. 建立工作日志及定期汇报检查的制度。

4. 各项记录均应妥善保存备查。

第二节　健康干预——运动管理

一、运动管理的作用

运动管理提倡采用有氧运动。有氧运动也称有氧代谢运动，是指人体在氧气充分供应产生能量的情况下进行的体育锻炼。在整个运动过程中，人吸入的氧气大体与需求相等，即达到平衡状态。特点为强度低、有节奏、不中断、持续时间较长。有氧运动的作用有：

1. 耐力运动能增加血液流动总量，血流量的增加提高了氧气输送能力。

2. 增强肺功能，使锻炼者呼吸加深加快，从而提高肺活量和吸入氧气的能力。

3. 运动可加强脂肪代谢，促进脂肪分解，降低血液中低密度脂蛋白（LDL）的比例，提高高密度脂蛋白（HDL）的比例，从而预防高脂血症，减少或消除体内脂肪堆积，尤其是腹部脂肪的堆积，达到减轻体重的目的。

4. 改善心脏供血和心脏功能，使心肌变得强壮有力，提高血液胆固醇中高密度脂蛋白的比例，从而减少冠心病和血管硬化的发生。

5. 运动还可以加强代谢，增强肌体对胰岛素的敏感性，合理的运动可以调节血糖，控制病情，这对于胰岛素拮抗与糖耐量受损者的干预和糖尿病患者的治疗有着重大意义。

6. 增加骨密度，防止骨质疏松。

7. 改善心理状态，使人精神愉快和心情舒畅，增强应对生活中各种压力的能力。

8. 锻炼人的毅力，增强生活信心，增强体质，有助于人际关系协调，促进家庭和睦及生活美满。

9. 运动能促使安静时80%处于关闭状态的毛细血管开放，可使肌肉血管扩张，能使肌肉的血流量增加20倍。由于大量的血液进入肌肉，在血管内的血流量相对减少，从而起到降低血压的作用。病人的运动与健康人群的运动不尽相同，前者需要更科学的监测与更严谨的运动方案，以确保运动量达到治疗疾病的量。

二、运动处方

1969年，世界卫生组织（WHO）使用了运动处方（exercise prescription）术语，从而在国际上得到确认。

1. 运动处方的分类

（1）预防保健运动处方。用于健康人和中老年人，以增强体质，提高健康水平。

（2）临床治疗运动处方。用于慢性病患者，以治疗疾病，提高康复医疗效果。

（3）竞技训练运动处方。用于运动员进行科学训练，以提高身体素质和运动技术水平。

2. 运动处方的优点

（1）计划性。可使运动安排得当，达到最佳的防治效果。

（2）效果好。科学地监测靶心率和运动量，有利于把握运动强度，获得最佳治疗量。

（3）安全可靠性强。各种运动的运动能量累计监测，能有效防止运动量过大引起的伤害。

（4）综合多变的运动项目。提高运动兴趣，易于坚持。

3. 运动处方的制定原则

（1）安全适用。制定运动处方，既要满足安全、适用、健身的需要，也要注意患者的兴趣爱好，以保证最大的顺应性。同时要有明确而详细的指导、注意事项的告知。

（2）个体化。充分了解个人状况，如病情、体质、体力、年龄、运动爱好等，根据个人的实际情况，制定出具有个人特征的运动处方。

（3）可操作性。选择便于客户长期坚持的运动项目，选择受外界因素影响小的场所，选择不影响生活的运动时间等。

4. 运动处方的具体制定方法

中医健康管理师应该向所有缺乏运动的管理对象推荐锻炼计划，通过明确而详细的指导，满足安全、娱乐和实用的需要。

（1）运动锻炼计划的基本要求

1）要循序渐进，最初只安排步行，一周以后，在适应性增强的基础上再适当增加运动量。首先增加持续时间，然后增加强度，如快步走，或步行与慢跑交替进行。

2）运动持续时间、强度和锻炼次数决定运动量的大小。如果选择运动量较小的项目，每周 4～5 次，每次持续 20～30 min。

3）制订锻炼计划必须同时考虑呼吸或肌肉骨骼疾病，以及周围血管疾病可能造成的不适。

（2）运动方式选择。大量的实验研究表明，人们在从事健身运动时，只有根据运动者的自身健身特点和健身目的，合理选择适宜的运动项目，方可取得良好的健身效果。不同年龄、体质的人，应选择不同类型的健身项目。青年人可选择运动对抗性稍强、强化全身肌肉、增强身体素质、加速身体新陈代谢的运动项目，如足球、篮球、田径、武术等；中年人可选择一些放松身心、休闲娱乐、提高心肺功能的保健性运动项目，如健身跑、游泳、网球、羽毛球等；老年人应选择轻松平缓、无拘无束的保健运动项目，如散步、快慢走、慢跑、太极拳、五禽戏、八段锦、乒乓球等；某些慢性病患者应选择有助治疗和预防疾病的康复医疗体育运动项目，如阶梯式运动、处方规定的步行、爬楼梯、健身操、体疗体操等。有氧、无氧及混合运动项目示例见表 9-1。

● 表 9-1　有氧、无氧及混合运动项目示例

有氧运动	无氧运动	混合运动
步行	短距离全力跑	足球
慢跑	举重	篮球
自行车	拔河	手球
远足	跳跃项目	冰球
网球	投掷	橄榄球
排球	肌力训练	间歇训练
高尔夫球	潜泳	

（3）选择有氧运动的原则

1）保持大肌肉群参加运动，如腰部和上臂肌肉。

2）大肌肉群应有连续的、有节奏的、数分钟以上的运动。

3）为了达到有氧运动的目的，运动必须达到适宜的强度，心率达到最高心率的 60%～70%，身体要出汗。

4）每次参加锻炼，必须先做准备活动，再做有氧运动，最后做整理活动。

5）有氧运动的次数以每周 3～4 次为宜。

6）训练时间逐渐延长到每次 20～30 min。

7）在有氧运动前，应做全面体格检查，特别是心肺功能的检查，循序渐进地进行锻炼，加强监测，确保安全。最好按医生的健康处方进行，并用简便的监测仪进行运

动强度的监测。

（4）运动强度。运动强度可根据运动中的心率评价。运动中能取得较好锻炼效果并保证安全的心率，称为靶心率或有效心率范围（见表9-2）。

● 表9-2 按年龄预计运动适宜心率及相应摄氧量

运动强度	最大摄氧量/%	各年龄组心率/（次/min）				
		20~29岁	30~39岁	40~49岁	50~59岁	60岁以上
较大	90	175	170	165	155	145
	80	165	160	150	145	135
	70	150	145	140	135	135
中等	60	135	135	130	125	120
	50	125	120	115	110	110
较小	40	110	100	105	100	100

（5）运动时间。运动时间是指每次持续运动的时间。由于运动强度和运动时间的乘积等于运动量，因此对于以健身为目的的运动，中老年人采用强度较小而时间长的处方效果好，而青少年采用强度较大而时间短的处方效果好，必要时间为15~20 min。

（6）运动量。运动量应因人而异，采取由少量逐渐至大量的阶梯式运动量。运动量应适合本人身体条件，运动强度达到有效心率限度，花费较少的时间，可获得最佳的健身效果。例如，一个中等运动量的人，每周通过锻炼消耗2 000~3 000 kcal[①]的能量，与每周能量消耗低于500 kcal的人相比，其发生冠心病的危险降低50%。由于不同体重、不同运动方式的运动耗能量不好计算，用运动时心率计算，既不方便，也不准确（不适合服药的人群）。而使用能量监测仪，则可达到科学性、有效性和安全性的统一。

（7）运动频率。运动频率是指每周的锻炼次数。实验证明，每周运动3~4次比较适宜，每周运动不得少于2次。小运动量可每天锻炼。慢性病患者需按阶梯式运动处方执行运动频率。

（8）注意事项

1）应避免禁忌的项目和某些易发生危险的项目。

2）运动时若出现异常应停止运动。应停止运动的异常情况：胸闷伴随胸绞痛；呼吸非常困难；感到特别疲劳；恶心、眩晕或头痛；四肢肌肉剧痛；脉搏显著加快等。

---

① 1 kcal ≈ 4.2 kJ。

3）每次锻炼前后都要做好充分的准备活动和整理活动。整理活动的内容包括：1~2 min 的减速步行或原地缓慢小跑；几节柔软的体操，即伸展肢体活动；下肢肌肉群的按摩或自我抖动肌肉的放松动作。

三、不同体力者的运动治疗

简单的体力评价见表9-3。根据评价结果用能量监测仪监测进行阶梯式运动治疗。不同体力者适宜的阶梯式运动处方见表9-4，表中所列的能量值均按60 kg体重者计算。

● 表9-3 简单的体力评价

级别	体力标准	时间 /min	步行距离 /m	能量消耗 /kcal
1	优秀	10	>1 200	>80
2	良好	10	1 000~1 199	65.8~79
3	一般	10	800~999	58.6~65
4	差	10	600~799	47~58
5	非常差	10	<600	<47

● 表9-4 不同体力者适宜的阶梯式运动处方

体力标准	周次	每日运动消耗 /cal	每日运动时间 /min	每日运动次数	每周运动次数	每周总运动消耗 /kcal
优秀	1~2	130	20	2	10~14	650~910
	3~5	180	25	2	10~14	900~1 260
	6~8	230	35	2	10~14	1 380~1 610
	9~10	280	40	2	12~14	1 680~1 960
	11~12	305	30	2	12~14	1 830~2 135
良好	1~2	135	30	2	10~14	675~945
	3~5	165	30	2	10~14	825~1 155
	6~8	195	30	2	10~14	1 170~1 365
	9~10	225	40	2	12~14	1 350~1 575
	11~12	245	45	2	12~14	1 470~1 715

续表

体力标准	周次	每日运动消耗/cal	每日运动时间/min	每日运动次数	每周运动次数	每周总运动消耗/kcal
一般	1~2	75	20	2	10~14	400~560
	3~5	95	20	2	10~14	475~665
	6~8	105	25	2	10~14	630~735
	9~10	120	30	2	12~14	720~840
	11~12	135	30	2	12~14	810~945
差	1~2	65	20	2	10~14	375~525
	3~5	75	20	2	10~14	425~595
	6~8	85	25	2	10~14	570~665
	9~10	100	30	2	12~14	630~735
	11~12	115	30	2	12~14	695~805
非常差	1~2	50	20	2	10~14	250~350
	3~5	65	20	2	10~14	325~455
	6~8	80	25	2	10~14	480~560
	9~10	95	30	2	12~14	570~665
	11~12	100	30	2	12~14	600~700

各种体力者的运动处方表可以相连接使用，如体力一般者完成了该级运动处方的最高档后，如仍有余力可继续进入体力良好级的档次继续锻炼。运动时如能轻松完成每档运动量，即可转入高一档次的运动量继续锻炼，而不必拘泥于固定周数。

第十章 健康风险评估

第一节 生活质量评估

生活质量,又称生命质量、生存质量,是人们以社会经济、文化背景和价值取向为基础,对自己的身体状态、心理功能、社会能力以及个人整体情形的一种感觉体验,是人们对自己生活状况的感受和理解。常用标准生活质量测定量表、SF-12、SF-36以及各种特殊行为功能量表进行评估。

下面主要介绍 SF-36 量表的使用。SF-36 量表即健康调查简表,它被广泛应用于人群的生存质量测定、临床试验效果评价以及卫生政策评估等领域。

一、SF-36 量表的结构

SF-36 量表含 8 个维度,36 个条目(每个维度含 2~10 个条目不等),分为"生理健康"和"精神健康"两大类。8 个维度分别是:

1. 躯体功能(physical function,PF),指因为健康原因导致生理活动受限。
2. 躯体角色功能(role-physical,RP),指因为生理健康原因导致角色活动受限。
3. 躯体疼痛(bodily pain,BP),指疼痛程度及其对日常活动的影响。
4. 总体健康(general health,GH),指个体对自身健康状况及其发展趋势的评价。
5. 精力(vitality,VT),指个体对自身精力和疲劳程度的主观感受。
6. 社会功能(social function,SF),指因为生理或情感原因导致社会活动受限。

7. 情绪角色功能(role-emotional, RE),指因为情感原因导致角色活动受限。

8. 心理健康(mental health, MH),指心理压抑和良好适应。

此外,还包括一项健康变化指标,用于评价过去一年内健康的变化程度。

二、SF-36量表的作用

SF-36量表主要应用于以下方面:

1. 人群健康状况的测量。
2. 疾病程度的评价。通过SF-36量表,测量患病对生命质量影响的程度。
3. 临床疗法及干预措施的评价,如药物疗效、手术方式和预防措施的评价等。
4. 卫生资源利用的决策。

三、SF-36量表的总分及各维度的计分方法

1. SF-36量表总分的计分方法

SF-36量表条目2为"与一年前比较,自我报告的健康变化",不参与量表得分的计算。其余35个条目归为8个维度,根据各个条目相应的权重或赋分计分,总分为145分,分值越高,代表健康相关生命质量(health related quality of life, HRQOL)越好(见表10-1)。

● 表10-1 SF-36量表计分方法

维度	条目数	得分范围	计分方法
躯体功能(PF)	10	10~30	3a+3b+3c+3d+3e+3f+3g+3h+3i+3j
躯体角色功能(RP)	4	4~8	4a+4b+4c+4d
躯体疼痛(BP)	2	2~12	7+8
总体健康(GH)	5	5~25	1+11a+11b+11c+11d
精力(VT)	4	4~24	9a+9e+9g+9i
社会功能(SF)	2	3~10	6+10
情绪角色功能(RE)	3	3~6	5a+5b+5c
心理健康(MH)	5	5~30	9b+9c+9d+9f+9h

注:1. a、b、c、d、e、f、g、h、i、j分别代表(1)、(2)、(3)、(4)、(5)、(6)、(7)、(8)、(9)、(10)条目序号。

2. 第1、6、7、8项及9a、9d、9e、9h、11b、11d为逆向条目,在计分时要进行正向变换;第7和第8项计分有一定的规则(见表10-2和表10-3)。

● 表 10-2 第 7 项的答案选项及计分

选项	没有疼痛	稍微有点疼痛	有点疼痛	中度疼痛	严重疼痛	很严重疼痛
取值	1	2	3	4	5	6
计分	6.0	5.4	4.2	3.1	2.2	1.0

● 表 10-3 第 8 项的答案选项及计分

选项	完全没有	有一点影响	中等影响	影响较大	影响极大
取值	1	2	3	4	5
7 条选 1	6.0	4	3	2	1
7 条选 2~6	5.0	4	3	2	1
7 条未回答	6.0	4.75	3.5	2.25	1.0

2. SF-36 量表各个维度的计分方法

SF-36 量表的 8 个维度中，除躯体角色功能和情绪角色功能两个维度的问题的回答为"是"与"否"外，其余问题的回答分 4~5 个等级，每个问题根据其代表功能损害的严重程度，赋予了相应的权重或分值，最后将各个维度的得分转化为百分制。一个维度的最大得分为 100 分，最小为 0 分。得分越高，生命质量就越高。

每个维度得分的计算公式：各维度转换得分 =（实际得分 – 最低可能得分）/（最高可能得分 – 最低可能得分）× 100

例：张华，女，45 岁，填写 SF-36 量表"躯体功能（PF）"维度如下：

SF-36 量表　　　　编号：<u>10105</u>

姓名：<u>张华</u>　　性别：<u>女</u>　　年龄：<u>45 岁</u>　　健康和日常活动

以下这些问题都和日常活动有关。请您想一想，您的健康状况是否限制了这些活动？如果有限制，程度如何？

1）重体力活动，如跑步、举重、参加剧烈运动等

①限制很大　√②有些限制　③毫无限制（权重或得分依次为 1、2、3，下同）

2）适度的活动，如移动一张桌子、扫地、打太极拳、做简单体操等

①限制很大　　②有些限制　√③毫无限制

3）手提日用品，如买菜、购物等

①限制很大　　　　　②有些限制　　　　√③毫无限制

4）上几层楼梯

①限制很大　　　　√②有些限制　　　　③毫无限制

5）上一层楼梯

①限制很大　　　　　②有些限制　　　　√③毫无限制

6）弯腰、屈膝

√①限制很大　　　　②有些限制　　　　③毫无限制

7）步行 1 500 m 以上的路程

①限制很大　　　　√②有些限制　　　　③毫无限制

8）步行 1 000 m 的路程

①限制很大　　　　√②有些限制　　　　③毫无限制

9）步行 100 m 的路程

①限制很大　　　　　②有些限制　　　　√③毫无限制

10）自己洗澡、穿衣

√①限制很大　　　　②有些限制　　　　③毫无限制

调查者：<u>王林</u>　　　　调查日期 <u>2021 年 7 月 26 日</u>

初评得分 =3a+3b+3c+3d+3e+3f+3g+3h+3i+3j
　　　　=2+3+3+2+3+1+2+2+3+1
　　　　=22

各维度转换得分 =（22-10）/（30-10）×100=60

结论：张华躯体功能（PF）得 60 分。

第二节　运动评估

科学锻炼一定要适合个人的身体条件，运动强度太小，达不到锻炼效果，运动强度太大，则可能对身体造成损伤。所以在锻炼之前，一定要了解什么是适度的运动强度，以及如何作自我体能评估，避免造成运动伤害。

一、靶心率

运动医学中常说的"靶心率",也就是运动时需要达到的目标心率,它是判断有氧运动的重要指标。有氧运动中维持适宜的心率,才能取得较好的健身效果。心率过慢,健身效果差;但心率过快,又对健康产生威胁。这个适宜的心率,就是指靶心率。健康而体质较好的人群的靶心率可以控制在 120~180 次/min。小运动量,120~140 次/min;中运动量,141~160 次/min;大运动量,161~180 次/min。

二、活动指数

根据每日有规律的活动,算出活动指数的分值(见表10-4),再根据活动指数总分来评价和确定体能类别。活动指数总分 = 运动强度 × 持续时间 × 频率。活动指数总分与有氧适能高度相关。活动指数总分等于或高于 40 分时,健身活动才能达到健身的目的。适当增加运动的总量或强度,身体获得的健康效益也将增加。如果活动指数总分低于 40 分,则必须增加每天的活动量。活动指数评价和体能类别见表10-5。

◆ 表10-4 活动指数

项目	分值	日常活动
运动强度	5	持续用力呼吸和出汗,如长跑
	4	断续用力呼吸和出汗,如打网球、打壁球
	3	中度用力呼吸和出汗,如娱乐性竞技运动和骑自行车
	2	中等强度,如打排球、打垒球
	1	低强度,如钓鱼、步行
持续时间	4	超过 30 min
	3	20~30 min
	2	10~20 min
	1	低于 10 min
频率	5	每天或几乎每天
	4	每周 3~5 次
	3	每周 1~2 次
	2	1 月数次
	1	1 月不超过 1 次

◆ 表 10-5 活动指数评价和体能类别

活动指数总分	评价	体能类别
100	积极活动的生活方式	优秀
80~99	活动的和健康的	良好
60~79	活动的	好
40~59	较满意	一般
20~39	不很够	差
低于20	不活动	很差

第十一章

中医传统保健

第一节 拔罐保健

一、罐的吸拔方法

1. 火罐法

火罐法是用易燃物引燃罐内空气形成负压,迅速将罐吸拔于皮肤之上的一种方法,是最常用的一种拔罐法。

2. 水罐法

水罐法是将罐子置于水中煮沸,使用时将罐子取出,甩去水,迅速用毛巾擦去罐口沸水,趁热迅速扣于皮肤上的一种方法。

3. 抽气罐法

抽气罐法是根据机械抽气原理,用抽气枪抽气使罐体内形成负压,从而吸附在选定部位的一种方法。

二、拔罐保健的技术运用

根据病变部位与疾病性质,拔罐保健有不同的运用方法。

1. 留罐法

留罐法又称坐罐法,拔罐后将罐留置 5~15 min,使浅层皮肤和肌肉吸入罐内,轻者皮肤潮红，重者皮下瘀血紫黑。根据病情可采取留单罐或留多罐。该法是拔罐最常用的一种方法，一般疾病均可应用。

2. 闪罐法

闪罐法是用闪火法将玻璃罐吸拔于应拔部位，随即取下，再吸拔，再取下，反复吸拔至皮肤潮红或罐体底部发热。该法多用于局部皮肤麻木、疼痛或功能减退者，尤其适用于不宜留罐者。

3. 走罐法

走罐法又称推罐法，先于施罐部位涂上润滑剂，用闪火法吸拔后，以手握住罐底，稍倾斜，稍用力将罐沿着肌肉、骨骼、经络循行路线推拉，反复运作至走罐区，以皮肤呈紫红色为度。走罐法适用于病变范围较广、肌肉丰厚而平整的部位，可用于治疗急性热病、瘫痪麻木、风湿痹证、肌肉萎缩等病症。

4. 药罐法

药罐法是指拔罐配合药物的罐药并用法。常用方法有药煮罐法、药蒸气罐法、储药罐法等。此外，还有将备用药液、药乳、药油、药膏等涂于应拔部位或罐内壁而拔罐的。

三、启罐方法

启罐又名起罐，即将吸拔牢稳的留罐取下的方法。

1. 一般罐的启法

一手握住罐体底部稍倾斜，另一手拇指或食指按住罐口边缘的皮肤，使罐口与皮肤之间形成空隙，空气进入罐内，则罐自落。切不可硬拉或旋转罐具，否则会引起疼痛，甚至损伤皮肤。

2. 抽气罐的启法

该法用于注射器抽气罐、空气唧筒抽气罐的启罐，向罐内注入空气，罐具即脱。

3. 水（药）罐的启法

水（药）罐启罐时，应防止水（药）漏出。若吸拔部位为水平面，应先将拔罐部位调整为侧面后再启罐。

四、拔罐保健的适应证及禁忌证

1. 适应证

拔罐作为一种安全、无不良反应的外治疗法，适应证非常广泛。通过对体表特定部位以及特定经穴的刺激，拔罐可广泛用于内科、外科、妇科、儿科及五官科等临床各科常见病的治疗，对各种疼痛性疾病尤为适宜。

2. **禁忌证**

凡有下列情况之一者，应当禁用或慎用：中度或重度心脏病，心力衰竭；全身性水肿；有出血倾向或失血过多；极度衰弱、醉酒、过度疲劳、过饥、过饱、过渴。凡大血管经过之处、心尖区、乳头、孕妇下腹部及腰骶部、溃疡或严重皮肤疾患处，应当慎用。

五、拔罐保健的注意事项

1. **拔罐环境**

拔罐时必须保持室内温度适宜，避风，防止受凉。

2. **拔罐时间**

术前受术者必须休息 0.5 h，以消除疲劳和紧张，饭后 0.5 h 内或饥饿等情况下均不宜施术。在施术前 0.5 h 内禁止吸烟、喝酒，以免发生晕罐。

3. **注意罐口温度**

天气冷时施术，罐口要预热到适当温度，避免引起受术者不必要的紧张。反复拔罐，罐口变烫时，要及时更换新罐。

4. **谨防烫伤或烧伤**

点火入罐时，动作要敏捷，避免罐口太热烫伤皮肤。若用乙醇棉球点火，乙醇不要太多，以免罐口的多余乙醇燃烧，烧伤皮肤。

5. **处理水疱**

烫伤或长时间留罐而导致皮肤起水疱时，对小水疱敷以消毒纱布，防止擦破即可。水疱较大时，可用消毒针刺破后，涂以龙胆紫药水，以防感染。

6. **注意受术者的反应**

拔罐后，如受术者感觉发热、发紧、发酸、凉气外出、温暖、舒适等，都属于正常得气现象。若感觉胀痛或灼热感较为明显，感觉不舒服时，适当减少吸罐力度。若有晕罐现象，应立即启罐，并及时妥善处理。

第二节 刮痧保健

一、刮痧法

1. 持板方法

手握刮痧板，刮痧板底边横靠在掌心部位，拇指及另外四个手指呈弯曲状，分别放在刮痧板两侧，如图 11-1 所示。

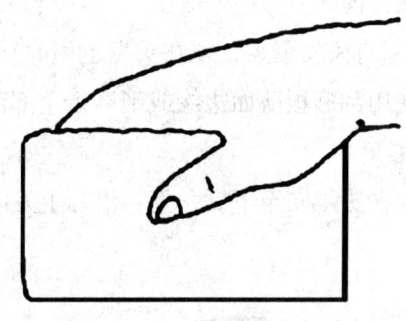

图 11-1 持板方法

2. 刮拭的角度

进行刮痧时，一般以右手掌握刮痧用具，灵活运用腕力、臂力，切忌用蛮力。用硬质刮具刮拭时，最好与皮肤成 45°角，如图 11-2 所示，否则会将肌肉和皮肤推起造成疼痛或损伤。

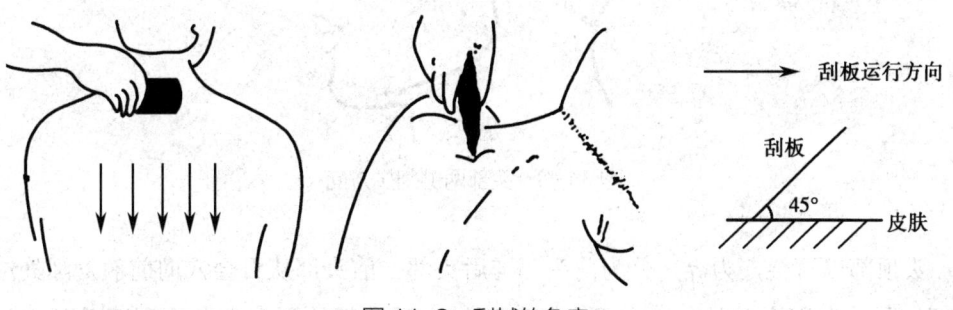

图 11-2 刮拭的角度

3. 刮拭的力度

刮痧时除向刮拭方向用力外，更重要的是要有对肌肤向下的按压力。刮痧板作用力应达到皮下组织或肌肉，如作用力大，可达到骨骼。但并不是按压力越大越好，人的体质、病情不同，治疗时按压力也不同。各部位的局部解剖结构不同，所能承受的压力也不相同，在骨骼凸起部位按压力应较其他部位适当减轻。力度大小可根据受术者体质、病情及承受能力决定。正确的刮拭手法应始终保持按压力。每次刮拭应速度均匀，力度平稳，不要忽轻忽重、头轻尾重或头重尾轻。

4. 刮拭的顺序与方向

根据人体各部位的解剖特点选用刮拭方法，根据病症需要决定刮拭顺序。刮痧保健过程中，同一部位的经穴刮拭完毕后，再进行另一部位的经穴刮拭。治疗时应使受术者体位舒适，有利于配合治疗，尽量减少穿脱衣服的次数。

（1）人体各部位的刮拭方向

1）头部刮拭方向。头部有头发覆盖，须在头发上用面刮法刮拭，不必涂刮痧润滑剂。为增强刮拭效果，可使用刮痧板薄面边缘或刮痧板角部刮拭，每个部位刮30次左右，刮至头皮有发热感为宜。

头部两侧：刮痧板竖放在头维穴至下鬓角处，沿耳上发际向后下方刮至后发际处，如图11-3所示。

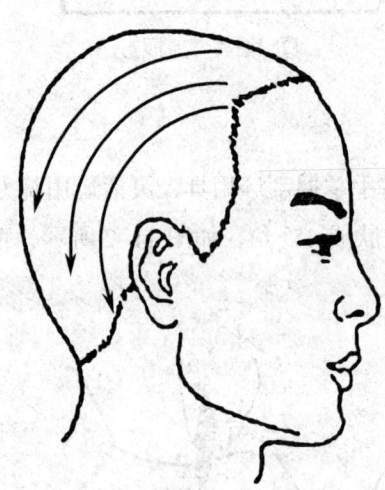

图11-3 头部两侧刮拭方向

头顶部以百会穴为界，分为前头部与后头部：前头部从百会穴向前额发际处或从前额发际处向百会穴处，由左至右依次刮拭；后头部从百会穴向下刮至后颈部发际处，从左至右依次刮拭，风池穴处可用刮痧板角部刮拭。前头部与后头部刮拭方向如

图 11-4 所示。

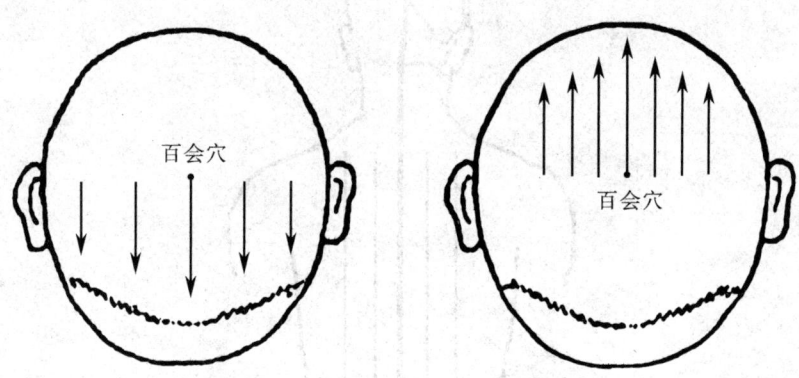

图 11-4　前头部与后头部刮拭方向

头部也可采取以百会穴为中心，向四周呈放射状刮拭。

2）面部刮拭方向。面部由内向外按肌肉走向刮拭，如图 11-5 所示。面部出痧影响美观，因此手法须轻柔，忌用重力大面积刮拭。眼、口腔、耳、鼻病的治疗须经受术者同意，才可刮出痧。刮拭的按力、方向、角度、次数均以刮拭方便和受术者局部能耐受为准则。

3）后项部刮拭方向。人体后项部有六条阳经通过，经常刮拭后项部，可以滋阴潜阳，补益人体之正气，从而达到防治疾病的目的。其刮拭方向如图 11-6 所示。

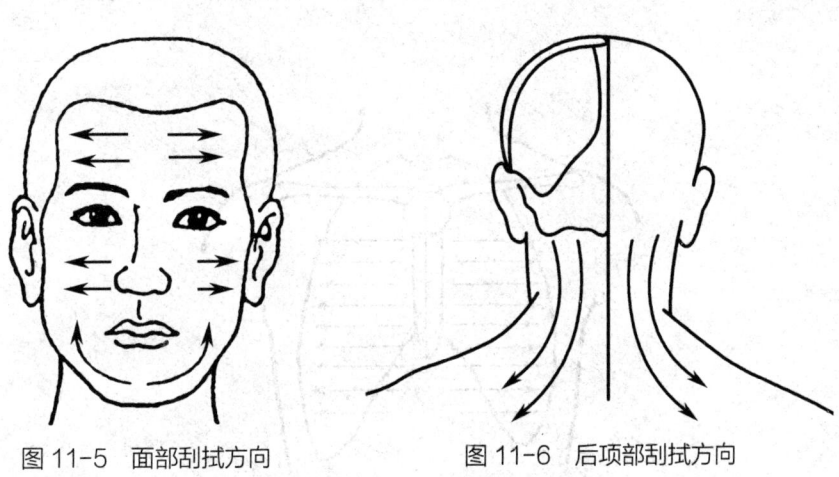

图 11-5　面部刮拭方向　　　图 11-6　后项部刮拭方向

4）背部刮拭方向。背部由上向下刮拭。一般先刮后背正中线督脉，再刮两侧的膀胱经和夹脊穴。肩部应从颈部分别向两侧肩峰处刮拭。用全息刮痧法时，先对穴区内督脉及两侧膀胱经附近的敏感压痛点采用局部按揉法，再从上向下刮拭穴区内的经脉，如图 11-7 所示。

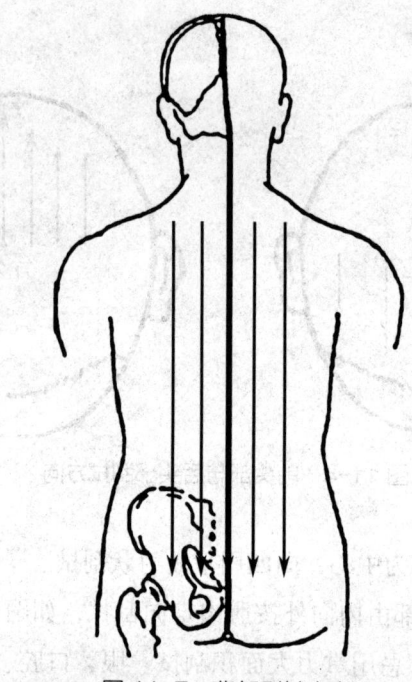

图 11-7 背部刮拭方向

5）胸部刮拭方向。胸部正中线任脉天突穴到膻中穴，用刮痧板角部自上向下刮拭。胸部两侧以身体前正中线任脉为界，用刮痧板整个边缘由内向外沿肋骨走向刮拭，注意避过乳头部位。中府穴处宜用刮痧板角部从上向下刮拭。胸部刮拭方向如图 11-8 所示。

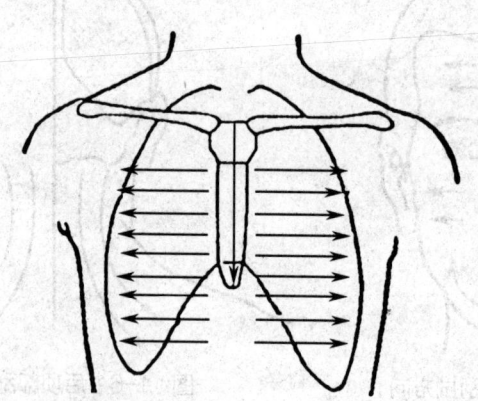

图 11-8 胸部刮拭方向

6）腹部刮拭方向。腹部由上向下刮拭，可用刮痧板的整个边缘或 1/3 边缘，自左侧依次向右侧刮拭，如图 11-9 所示。对于内脏下垂者，应由下向上刮拭。

第十一章 中医传统保健

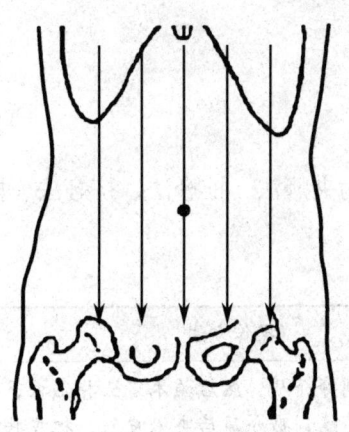

图 11-9 腹部刮拭方向

7）四肢部刮拭方向。四肢由近端向远端刮拭。下肢静脉曲张及下肢浮肿者，应从肢体远端向近端刮拭。关节骨骼凸起部位应顺势减轻力度。四肢部刮拭方向如图 11-10 所示。

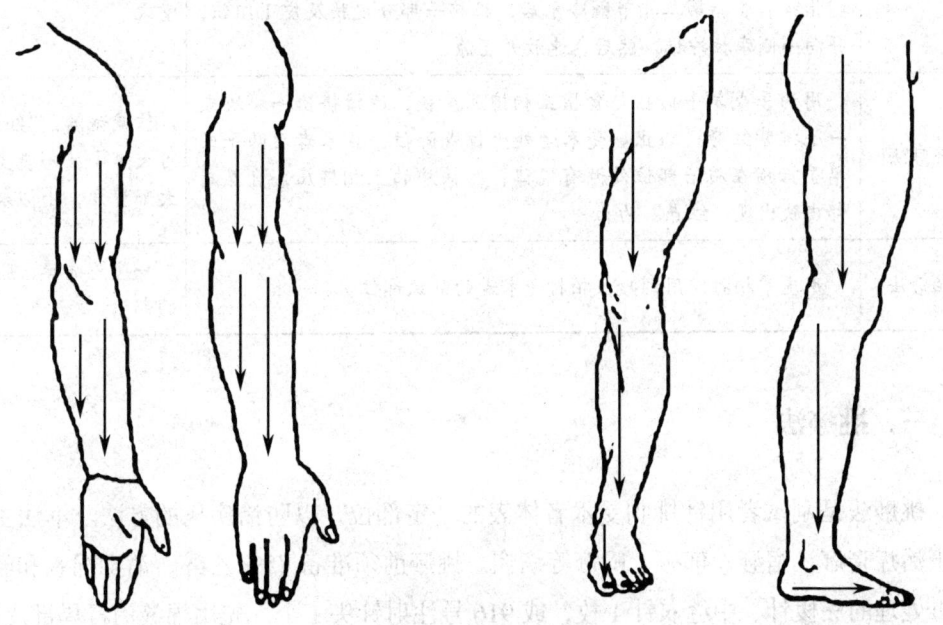

图 11-10 四肢部刮拭方向

（2）整体刮拭顺序。整体刮拭的顺序是自上向下，先头部、背腰部或胸腹部，后四肢。背腰部及胸腹部可根据病情决定刮拭的先后顺序。每个部位一般先阳后阴，先左后右。

二、撮痧法

撮痧法根据手法又可分为夹痧法、扯痧法、挤痧法、拍痧法，见表11-1。

● 表11-1 撮痧法分类

方法名	操作方法	应用
夹痧法	在刮拭部位涂上刮痧介质，然后施术者五指屈曲，将中指和食指等弯曲如钩状，蘸刮痧介质后夹揪皮肤，把皮肤和肌肉夹起，然后用力向外滑动再松开，一夹一放，反复进行，并连续发出"叭叭"的声响，在同一部位可连续操作6~7遍，被夹起部位会出现痧痕，造成局部瘀血	应用灵活，可根据病情自主选择施治部位
扯痧法	在一定部位或穴位上，用拇指与食指用力提扯皮肤，使扯痧部位表皮出现紫红色或暗红色的痧点，以达到治疗疾病的目的。扯痧时受术者处坐位或卧位，充分暴露局部皮肤，施术者用拇指指腹和食指第二指节蘸冷水后，扯起一部分皮肤及皮下组织，并向一侧牵拉拧扯，然后急速放开还原	头部、颈部、背部及面额的太阳穴和印堂穴
挤痧法	用两手或单手拇指与食指互相挤压皮肤，连续挤出一块块或一小排紫红痧斑为止。受术者处坐位或卧位，施术者用两手或单手拇指在施治部位处做有规律、有秩序的互相挤压，直至局部皮肤出现"红点"为止	依病施治，"红点"可大可小，一般要求大如黄豆，小似米粒
拍痧法	用虚掌拍打或用刮痧板拍打受术者的刮拭部位	一般为痛痒、胀麻的部位

三、挑痧法

挑痧法是刮拭者用针挑刺受术者体表的一定部位，以防治疾病的方法。本法主要用于治疗暗痧、宿痧、郁痧、闷痧等病症。挑痧前须准备75%乙醇、消毒棉签和经过消毒处理的三棱针、中缝衣针1枚，或916号注射针头1个。先用棉签消毒局部皮肤，在挑刺的部位上，用左手捏起皮肉，右手持针，轻快地刺入并向外挑，每个部位挑3下，同时用双手挤出紫暗色的瘀血，反复5~6次，最后用消毒棉球擦净。

四、刮痧保健的应用

1. 常用部位

(1) 头部：眉心、太阳穴、鼻梁等。

(2) 颈项部：后项、颈部两侧。

(3) 胸部：各肋间隙、胸骨中线。

(4) 肩背部：两肩部、背部脊柱旁两侧。

(5) 上下肢：上臂内侧、肘窝，下肢大腿内侧、委中穴上下、足跟腱处。

2. 常用体位

(1) 仰卧位。适用于头面部、颈部、胸腹部、四肢前侧的刮拭。

(2) 俯卧位。适用于头颈部、肩背部、腰部、四肢后侧的刮拭。

(3) 侧卧位。适用于头面侧部、前胸后背肋骨间隙及上下肢侧面的刮拭。

(4) 仰靠坐位。适用于前头部、面部、颈前及上胸部的刮拭。

(5) 俯伏坐位。适用于后头部、后项及后背的刮拭。

(6) 侧伏坐位。适用于侧头部、面颊、颈侧及耳部的刮拭。

3. 刮痧保健的时间

(1) 治疗刮痧时间。一般限制在 25 min 之内，每次宜治疗一种病症。如采用泻刮手法超过 25 min 时，正气消耗过多，会出现疲劳反应。治疗刮痧应在饭后 0.5 h 以后进行。第 1 次治疗刮痧完毕，应待出痧部位痧消退（一般 5~7 天）后，方可进行第 2 次治疗。

(2) 保健刮痧时间。保健刮痧刮拭力度较轻，每个部位刮拭时间短，无痧出现，因此保健刮痧不受时间限制，亦无间隔之说，每天都可以进行。

4. 刮痧保健的疗程

刮痧治疗无严格的疗程之分。为便于观察治疗反应及疗效，根据病情的轻重缓急，一般来说，急性病 2 次治疗为 1 个疗程，慢性病 4 次治疗为 1 个疗程。

5. 刮痧保健的适应证与禁忌证

(1) 适应证

1) 内科病症。感受风寒、暑湿之邪引起的感冒发热、头痛、咳嗽、呕吐、腹泻以及高温中暑等；急慢性支气管炎、肺部感染、哮喘、心脑血管疾病、急慢性胃炎、肠炎、便秘、腹泻、高血压、眩晕、胆囊炎；各种神经痛、脏腑痉挛性疼痛，如神经性头痛、血管性头痛、三叉神经痛、胆绞痛、胃肠痉挛等病症。

2）外科病症。以疼痛为主要症状的各种外科病症，如关节扭伤；感受风寒湿邪导致的各种软组织疼痛，各种骨关节疾病，坐骨神经痛，肩周炎，落枕，慢性腰痛，风湿性关节炎，类风湿性关节炎，颈椎、腰椎、膝关节骨质增生等。

3）眼科、耳鼻喉科、口腔科病症。牙痛、鼻炎、鼻窦炎、咽喉肿痛、视力减退、弱视、急性结膜炎、耳聋、耳鸣等。

4）其他各科病症。皮肤瘙痒症、荨麻疹、痤疮、湿疹、失眠、多梦、肢体麻痹等。

（2）禁忌证

1）有出血倾向的疾病，如血小板减少、白血病、过敏性紫癜等不宜用泻刮手法，宜用补刮或平刮法。如出血倾向严重应暂不用此法。

2）新发生的骨折患部不宜刮痧，须待骨折愈合后方可在患部补刮。外科手术疤痕处亦应在两个月以后方可局部刮痧。恶性肿瘤患者手术后，疤痕局部处慎刮。

3）化脓性炎症、渗液溃烂的局部皮肤表面，如湿疹、疱疹、疔、疖、痈、疮等病症以及传染性皮肤病的病变局部禁刮，可在皮损处周围刮拭。

4）原因不明的肿块及恶性肿瘤部位禁刮，可在肿瘤部位周围进行补刮。

5）妇女月经期下腹部慎刮，妊娠期下腹部禁刮。

6. 刮痧保健的补泻手法

刮痧的操作分为补法、泻法和平补平泻法，见表11-2。补和泻是相互对立、作用相反又相互联系的两种手法，其与刮拭力量的轻重、速度的快慢、时间的长短、刮拭的长短、刮拭的方向等诸多因素有关。

● 表11-2 刮痧保健的补泻手法

补泻手法	特点	应用
补法	刮拭按压力小，速度慢，能激发人体正气，使低下的功能恢复旺盛	年老、体弱者，久病、重病或形体瘦弱的虚证者
泻法	刮拭按压力大，速度快，能疏泄病邪，使亢进的功能恢复正常	年轻、体壮者，新病、急病或形体壮实的实证者
平补平泻法	亦称平刮法，有三种刮拭手法。第一种为按压力大，速度慢；第二种为按压力小，速度快；第三种为按压力中等，速度适中。其中，按压力中等、速度适中的手法易于被受术者接受	具体应用时可根据受术者病情和体质灵活选用。平补平泻法介于补法和泻法之间，常用于正常人保健或虚实兼见证的治疗

7. 刮痧保健的注意事项

（1）治疗刮痧时应避风和注意保暖。室温较低时应尽量减少暴露部位，夏季高温时不可在电扇处或有对流风处刮痧。

（2）治疗刮痧后饮热水一杯。刮痧后饮热水一杯，不但可以补充消耗的水分，还能促进新陈代谢，加速代谢产物的排出。

（3）刮痧后洗浴的时间。治疗刮痧后须待皮肤毛孔闭合恢复原状后，方可洗浴，一般约3 h。

（4）不同种类的皮肤病刮拭方法。皮损处干燥，无炎症、渗液、溃烂者（如神经性皮炎、白癜风、牛皮癣等病症），可直接在皮损处刮拭，皮肤及皮下无痛性的良性结节部位亦可直接刮拭。如皮损处有化脓性炎症、渗液溃烂的，以及急性炎症红、肿、热、痛者（如湿疹、疱疹、疔、疖、痈、疮等病症），不可在皮损处或炎症局部直接刮拭，可在皮损处周围刮拭。

（5）糖尿病及下肢静脉曲张者刮拭方法。糖尿病患者皮肤抵抗力减低，血管脆性增加，不宜用泻刮法。下肢静脉曲张者和局部及下肢浮肿者，宜用补刮法或平刮法从肢体末端向近端刮拭，以促进血液循环。

（6）不可片面追求出痧。受术者体质、病情、寒热虚实状态、平时服用药物多少及室内的温度等都是影响出痧的因素，故刮痧治疗时不可过分追求痧的出现。一般情况下，血瘀之证出痧多，虚证出痧少，实证、热证比虚证、寒证容易出痧；服药多者特别是服用激素类药物后，不易出痧；肥胖之人与肌肉丰满发达者不易出痧；阴经和阳经比较，阴经不易出痧；室温较低时不易出痧。

（7）危重患者采用综合疗法。各种急性传染性疾病、急性感染性疾病、心脑血管病急性期、急腹症、危重症、诊断不明确的疑难病症，须在专业医务人员指导下，应用本法治疗。

第十二章

传统运动保健方法

第一节 太极拳习练

太极拳具有较好的健身和医疗价值。打太极拳除了可以增强体质外，也是辅助治疗高血压、高血糖、关节病、心脏病等疾病的好方法。太极拳的运动特点：中正安舒、轻灵圆活、松柔慢匀、开合有序、刚柔相济，既自然又高雅。

一、太极拳的招式

1. 起势（见图12-1）

（1）身体自然并步直立，左脚轻轻提起，向左开步，与肩部同宽，脚尖向前；两臂自然下垂，两手放在大腿外侧；眼向前平视。

（2）两臂慢慢向前平举，两手高与肩平，与肩同宽，手心向下。

（3）上体保持正直，两腿屈膝下蹲；同时两掌轻轻下按，两肘下垂与两膝相对，眼平视前方。

2. 左右野马分鬃（见图12-2）

（1）上体微向右转，身体重心移至右腿；同时右臂收在胸前平屈，手心向下。左手经体前向右下划弧放在右手下，手心向上，两手心相对成抱球状，左脚随即收到右脚内侧，脚尖点地；眼看右手。

（2）上体微向左转，左脚向左前方迈出，右脚跟后蹬，右腿自然伸直成左弓步；

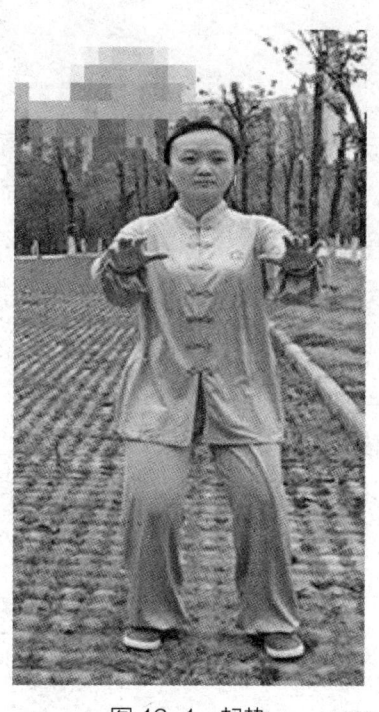

图 12-1 起势

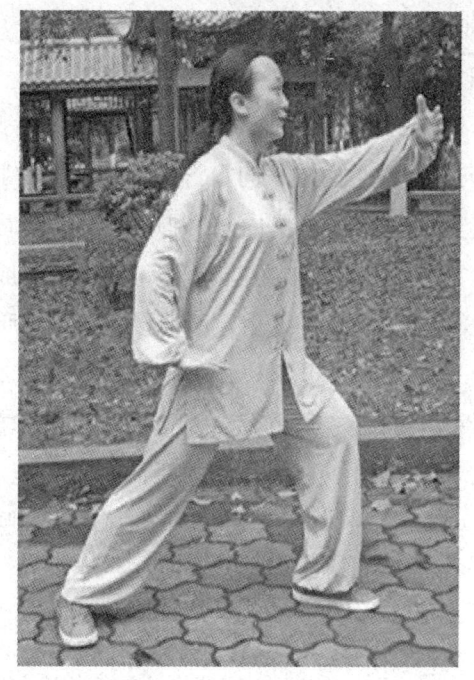

图 12-2 左右野马分鬃

同时上体继续向左转,左、右手随转体分别慢慢向左上、右下方分开,左手高与眼平,肘微屈,右手下落在右胯旁,肘微屈,手心向下,指尖向前;眼看左手。

(3)上体慢慢后坐,身体重心移至右腿,左脚尖翘起,微向外撇(45°~60°),随后脚掌慢慢踏实,左腿慢慢前弓,身体左转,身体重心再移至左腿,同时左手翻转向下,左臂收在胸前平屈,右手向左划弧放在左手下,两手心相对成抱球状,右脚随即收到左腿内侧,脚尖点地;眼看左手。

(4)右腿向右前方迈出,腿自然伸直成右弓步,同时上体右转,左、右手随转体分别慢慢向左下、右上分开,右手高与眼平,肘微屈,左手落在左胯旁,肘亦微屈,手心向下,指尖向前;眼看右手。

(5)与(3)同,唯左右相反。

(6)与(4)同,唯左右相反。

3. 白鹤亮翅(见图 12-3)

(1)上体微向左转,左手翻掌向下,左臂平屈胸前,右手向左上划弧,手心转向上,与左手成抱球状;眼看左手。

(2)右脚跟进半步,上体后坐,身体重心移至右腿,上体先向右转,面向右前方,眼看右手;然后左脚稍向前移,脚尖点地成左虚步;同时上体再微向左转,面向前方,两手随转体慢慢向右上、左下分开,右手上提停于右额前,手心向左后方,左手落于左胯前，手心向下，指尖向前。

4. 左右搂膝拗步（见图12-4）

（1）右手从体前下落，由下向后上方划弧至右肩外侧，肘微屈，手与耳同高，手心斜向上，左手由左下向上、向右划弧至右胸前，手心斜向下；同时上体先微向左再向右转，左脚收至右脚内侧，脚尖点地；眼看右手。

（2）上体左转，左脚向前（偏左）迈出成左弓步，同时右手屈回由耳侧向前推出，高与鼻尖平，左手向下由左膝前搂过落于左胯旁，指尖向前；眼看右手手指。

（3）右腿慢慢屈膝，上体后坐，身体重心移至右腿，左脚尖翘起微向外撇，随后脚掌慢慢踏实，左腿前弓，身体左转，身体重心移至左腿；右脚收到左腿内侧，脚尖点地，同时左手向外翻掌由左后向上划弧至左肩外侧，肘微屈，手与耳同高，手心斜向上，右手随转体向上、向左下划弧落于左胸前，手心斜向下；眼看左手。

（4）与（2）同，唯左右相反。

（5）与（3）同，唯左右相反。

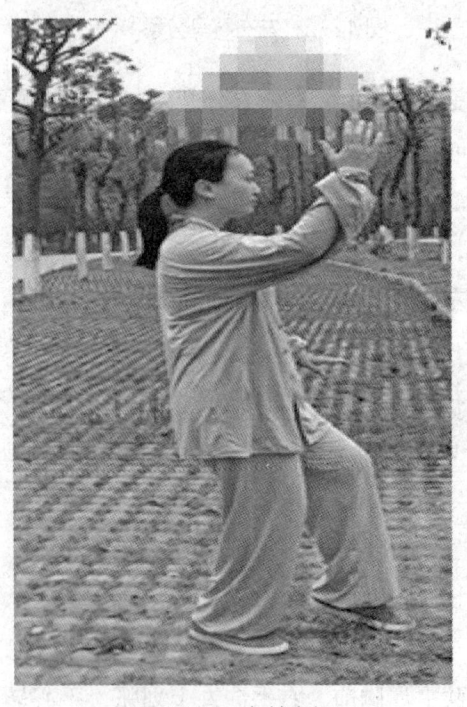 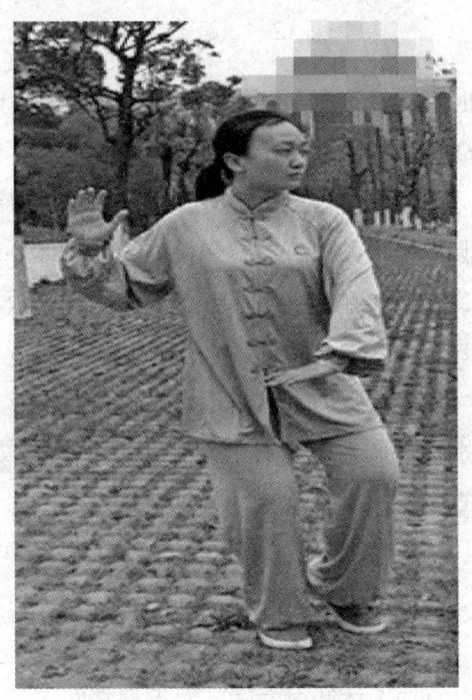

图12-3 白鹤亮翅　　　　图12-4 左右搂膝拗步

5. 手挥琵琶（见图12-5）

右脚跟进半步，上体后坐，身体重心转至右腿，上体半面向右转，左脚略提起稍向前移，变成左虚步，脚跟着地，脚尖翘起，膝部微屈；同时左手由左下向上挑举，高与鼻尖平，掌心向右，臂微屈；右手收回放在左臂肘部里侧，掌心向左；眼看左手食指。

6. 左右倒卷肱（见图12-6）

（1）上体右转，右手翻掌（手心向上）经腹前由下向后上方划弧平举，臂微屈，左手随即翻掌向上；眼的视线随着向右转体先向右看，再转向前方看左手。

（2）右臂屈肘折向前，右手由耳侧向前推出，手心向前，左臂屈肘后撤，手心向上，撤至左肋外侧；同时左腿轻轻提起向后（偏左）退一步，脚掌先着地，然后全脚慢慢踏实，身体重心移到左腿上成右虚步，右脚随转体以脚掌为轴扭正；眼看右手。

（3）上体微向左转，同时左手随转体向后上方划弧平举，手心向上，右手随即翻掌，掌心向上；眼随转体先向左看，再转向前方看右手。

（4）左臂屈肘折向前，左手由耳侧向前推出，手心向前，右臂屈肘后撤，手心向上，撤至右肋外侧；同时右腿轻轻提起向后（偏右）退一步，脚掌先着地，然后全脚慢慢踏实，身体重心移至右腿上成左虚步，左脚随转体以脚掌为轴扭正；眼看左手。

（5）上体微向右转，同时右手随转体向后上方划弧平举，手心向上，左手随即翻掌，掌心向上；眼随转体先向右看，再转向前方看左手。

（6）与（2）同。

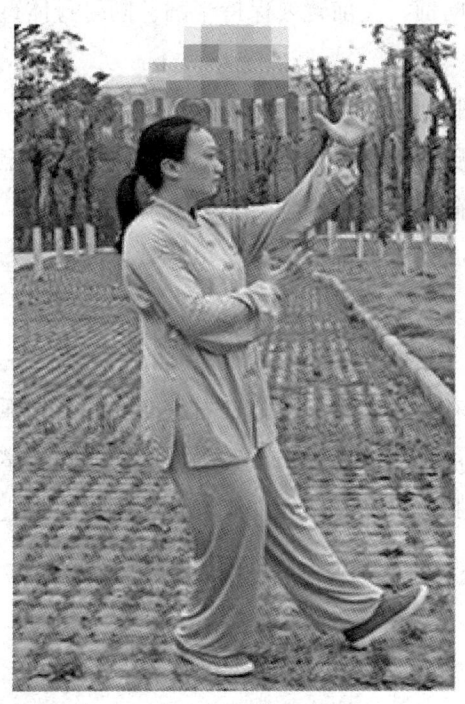
图 12-5　手挥琵琶

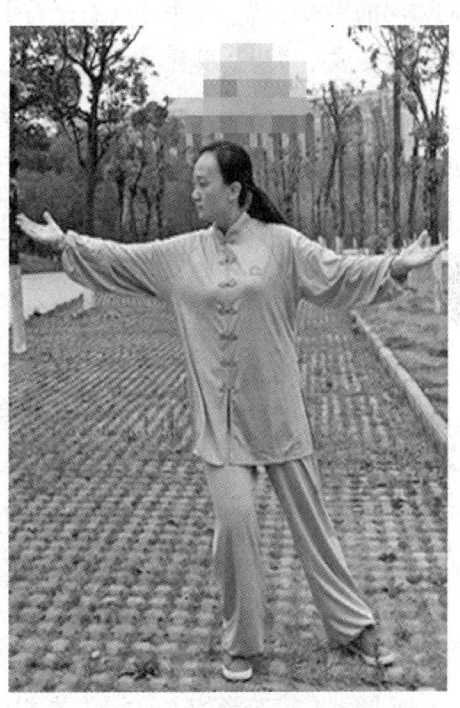
图 12-6　左右倒卷肱

（7）与（3）同。

（8）与（4）同。

7. 左揽雀尾（见图12-7）

（1）上体微向右转，同时右手随转体向后上方划弧平举，手心向上；左手放松，手心向下；眼看左手。

（2）身体继续向右转，左手自然下落，逐渐翻掌经腹前划弧至右肋前，手心向上；右臂屈肘，手心转向下，收至右胸前，两手相对成抱球状；同时身体重心落在右腿上，左脚收到右脚内侧，脚尖点地；眼看右手。

（3）上体微向左转，左脚向左前方迈出，上体继续向左转，右腿自然蹬直，左腿屈膝成左弓步；同时左臂向左前方伸出，高与肩平，手心向后，右手向右下落放于右胯旁，手心向下，指尖向前；眼看左前臂。

（4）身体微向左转，左手随即前伸翻掌向下，右手翻掌向上，经腹前向上、向前伸至左前臂下方；然后两手下捋，即上体向右转，两手经腹前向右后上方划弧，直至右手手心向上，高与肩齐，左臂平屈于胸前，手心向后；同时身体重心移至右腿，眼看右手。

（5）上体微向左转，右臂屈肘折回，右手附于左手腕里侧，上体继续向左转，双手同时向前慢慢挤出，左手心向右，右手心向前，左前臂要保持半圆；同时身体重心逐渐前移变成左弓步；眼看左手腕部。

（6）左手翻掌，手心向下，右手经左手腕上方向前、向右伸出，高与左手齐，手心向下，两手左右分开，宽与肩同；然后右腿屈膝，上体慢慢后坐，身体重心移至右腿上，左脚尖翘起；同时两手屈肘回收至腹前，手心均向前下方；眼向前平视。

（7）上式不停，身体重心慢慢前移；同时两手向前、向上按出，掌心向前；左腿前弓成左弓步；眼平视前方。

8. 右揽雀尾（见图12-8）

（1）上体后坐并向右转，身体重心移至右腿，左脚尖里扣；右手向右平行划弧至右侧，然后由右下经腹前向左上划弧至左肋前，手心向上；左臂平屈胸前，左手掌向下与右手成抱球状；同时身体重心再移至左腿上，右脚收至左脚内侧，脚尖点地，眼看左手。

（2）同"左揽雀尾"（3），唯左右相反。

（3）同"左揽雀尾"（4），唯左右相反。

（4）同"左揽雀尾"（5），唯左右相反。

（5）同"左揽雀尾"（6），唯左右相反。

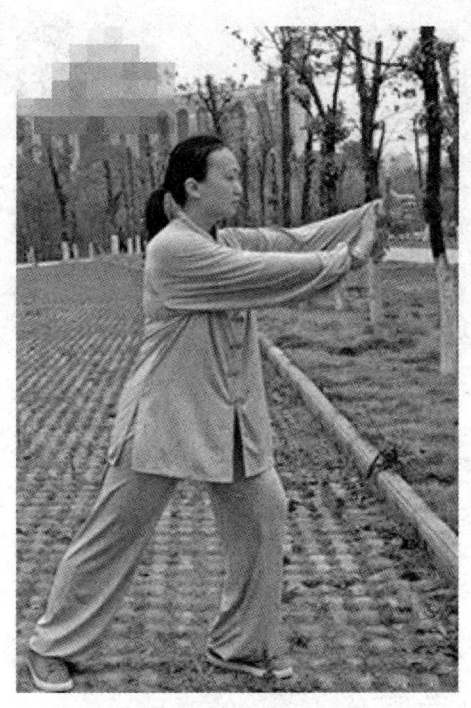 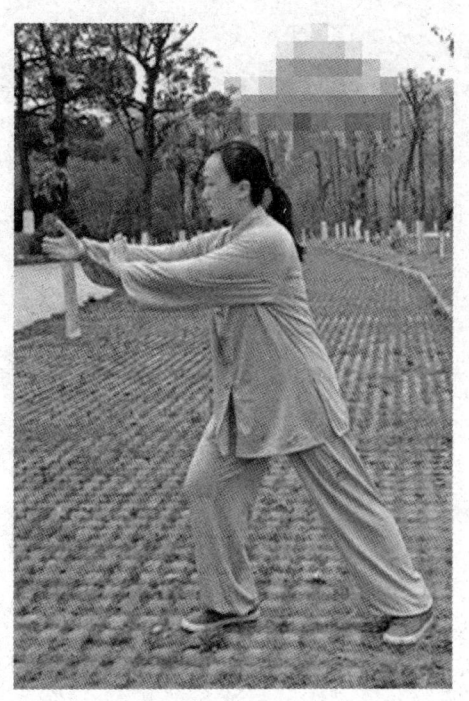

图 12-7　左揽雀尾　　　　　图 12-8　右揽雀尾

（6）同"左揽雀尾"（7），唯左右相反。

9. 单鞭（见图 12-9）

（1）上体后坐，身体重心逐渐移至左腿，右脚尖里扣；同时上体左转，两手向左划弧，直至左臂平举，伸于身体左侧，手心向左，右手经腹前运转至左肋前，手心向后上方；眼看左手。

（2）身体重心再渐渐移至右腿，上体右转，左脚向右脚靠拢，脚尖点地；同时右手向右上方划弧，至右斜前方时变勾手，臂略高于肩，左手向下经腹前向右上划弧停于右肩前，手心向里；眼看左手。

（3）上体微向左转，左脚向左前侧迈出，右脚跟后蹬成左弓步；在身体重心移向左腿的同时，上体继续左转，左掌慢慢翻转向前推出，手心向前，手指与眼齐平，臂微屈；眼看左手。

10. 云手（见图 12-10）

（1）身体重心移至右腿，身体渐向右转，左脚尖里扣；左手经腹前向右上划弧至右肩前，手心斜向后，右手变掌，手心向右前；眼看左手。

（2）上体慢慢左转，身体重心随之逐渐左移，左手由脸前向左侧运转，手心渐转向左方；右手由右下经腹前向左上划弧至左肩前，手心斜向后，同时右脚靠近左脚成小开立步；眼看右手。

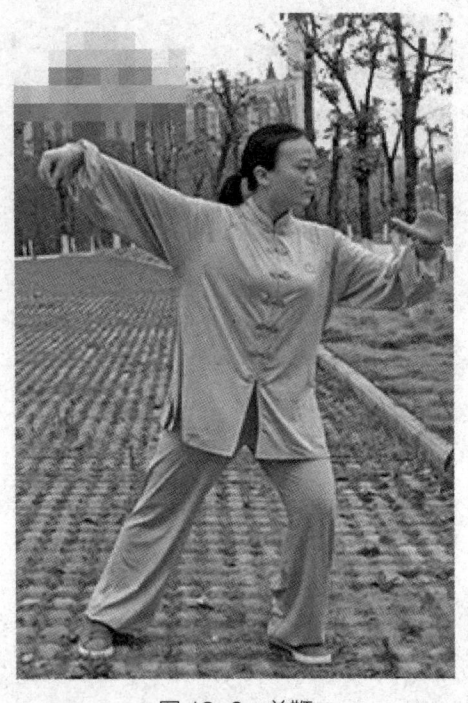

图 12-9 单鞭　　　　图 12-10 云手

（3）上体再向右转，同时左手经腹前向右上划弧至右肩前，手心斜向后，右手向右划弧，手心翻转向右；左腿随之向左横跨一步；眼看左手。

（4）与（2）同。

（5）与（3）同。

（6）与（2）同。

11. 单鞭（见图 12-11）

（1）上体向右转，右手随之向右划弧，至右侧方时变成勾手；左手经腹前向右上划弧至右肩前，手心向内；身体重心落在右腿上，左脚尖点地；眼看左手。

（2）上体微向左转，左脚向左前侧迈出，右脚跟后蹬成左弓步；在身体重心移向左腿的同时，上体继续左转，左掌慢慢翻转向前推出，成"单鞭"式。

12. 高探马（见图 12-12）

（1）右脚跟进半步，身体重心逐渐后移至右腿，右手变成掌，两手心翻转向上，两肘微屈；同时身体微向右转，左脚跟渐渐离地；眼视左前方。

（2）上体微向左转，面向前方，右掌经右耳旁向前推出，手心向前，手指与眼同高，左手收至左侧腰前，手心向上；同时左脚微向前移，脚尖点地成左虚步；眼看右手。

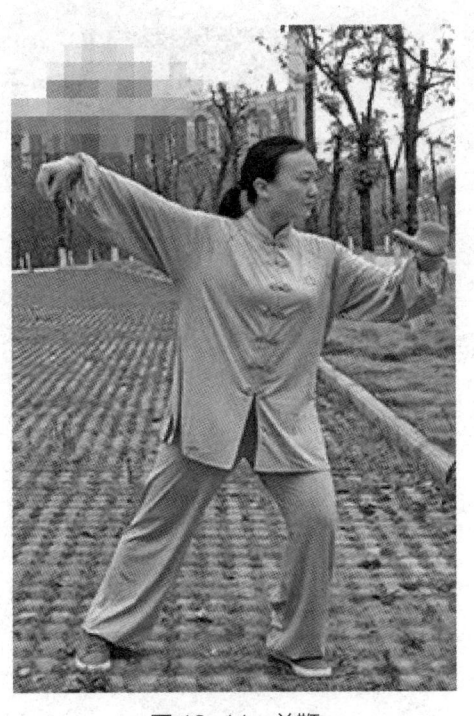
图 12-11　单鞭

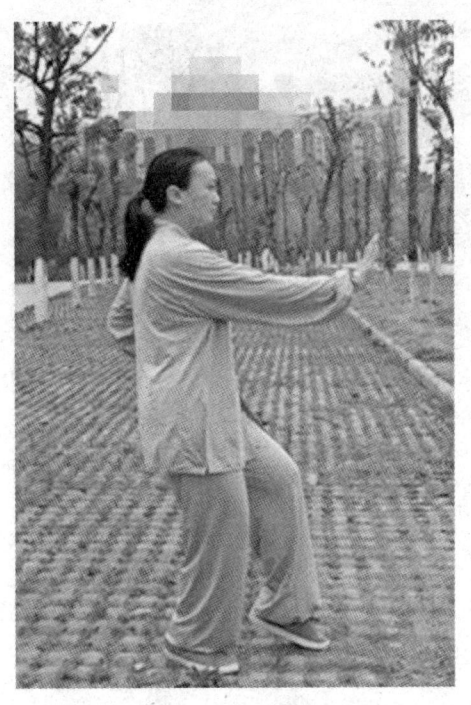
图 12-12　高探马

13. 右蹬脚（见图 12-13）

（1）左手手心向上，前伸至右手腕背面，两手相互交叉，随即向两侧分开并向下划弧，手心斜向下；同时左脚提起向左前侧进步，身体重心前移，右腿自然蹬直，成左弓步；眼看前方。

（2）两手由外圈向里圈划弧，两手交叉合抱于胸前，右手在外，手心均向后；同时右脚向左脚靠拢，脚尖点地；眼平视右前方。

（3）两臂左右划弧分开平举，肘微屈，手心均向外；同时右腿屈膝提起，右脚向右前方慢慢蹬出；眼看右手。

14. 双峰贯耳（见图 12-14）

（1）右腿收回，屈膝平举，左手由后向上、向前下落至体前，两手心均翻转向上，两手同时向下划弧分落于右膝盖两侧；眼看前方。

（2）右脚向右前方落下，身体重心渐渐前移，成右弓步，面向右前方；同时两手下落，慢慢变拳，分别从两侧向上、向前划弧至面部前方，两拳拳峰相对，拳眼都斜向内下，高与耳齐；眼看右拳。

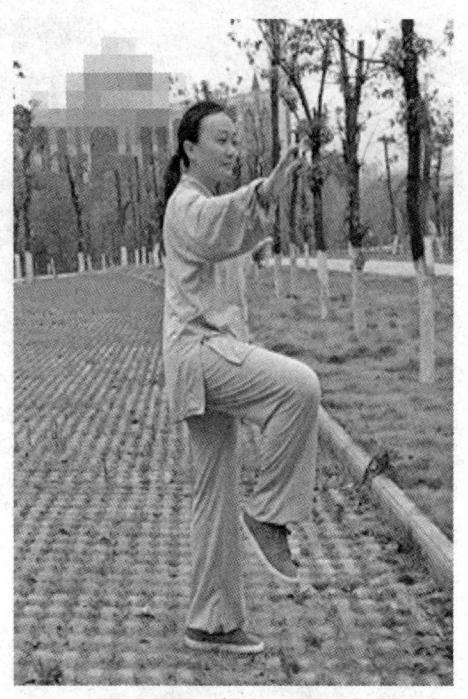

图 12-13 右蹬脚

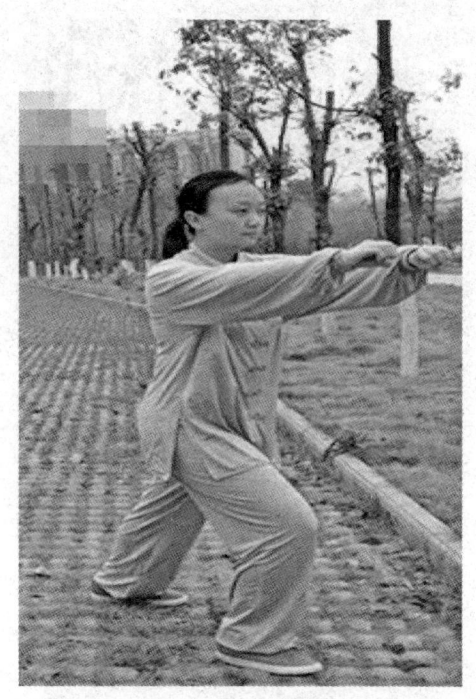

图 12-14 双峰贯耳

15. 转身左蹬脚（见图 12-15）

（1）左腿屈膝后坐，身体重心移至左腿，上体左转，右脚尖里扣；同时两拳变掌，由上向左右划弧并分开平举，手心向前；眼看左手。

（2）身体重心再移至右腿，左脚收到右脚内侧，脚尖点地；同时两手由外圈向里圈划弧合抱于胸前，左手在外，手心均向后；眼平视左方。

（3）两臂左右划弧分开平举，肘微屈，手心均向外；同时左腿屈膝提起，左脚向左前方慢慢蹬出；眼看左手。

16. 左下势独立（见图 12-16）

（1）左腿收回平屈，上体右转；右掌变成勾手，左掌向上、向右划弧下落，立于右肩前，掌心斜向后；眼看右手。

（2）右腿慢慢屈膝下蹲，左腿由内向左侧伸出，成左仆步；左手下落，向左下顺左腿内侧向前穿出；眼看左手。

（3）身体重心前移，以左脚跟为轴，脚尖尽量向外撇，左腿前弓，右腿后蹬，右脚尖里扣，上体微向左转并向前起身；同时左臂继续向前伸出，掌心向右，右勾手下落；眼看左手。

（4）右腿慢慢提起平屈，成左独立势；同时右手变掌，并由后下方顺右腿外侧向前弧形摆出，屈臂立于右腿上方，肘与膝相对，手心向左，左手落于右胯旁，手心向下,指尖向前;眼看右手。

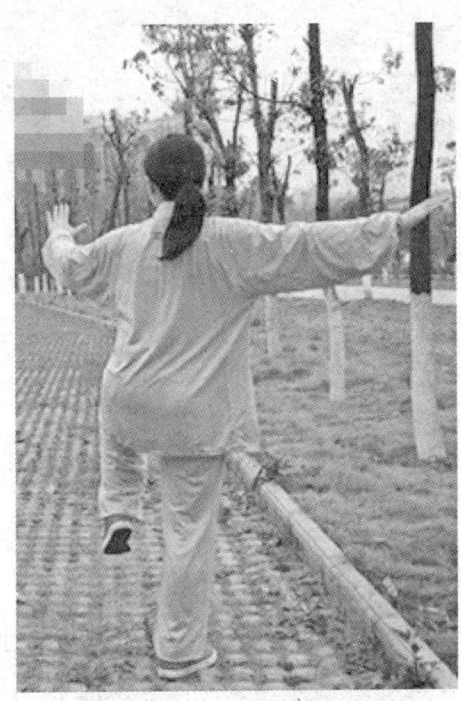

图 12-15　转身左蹬脚

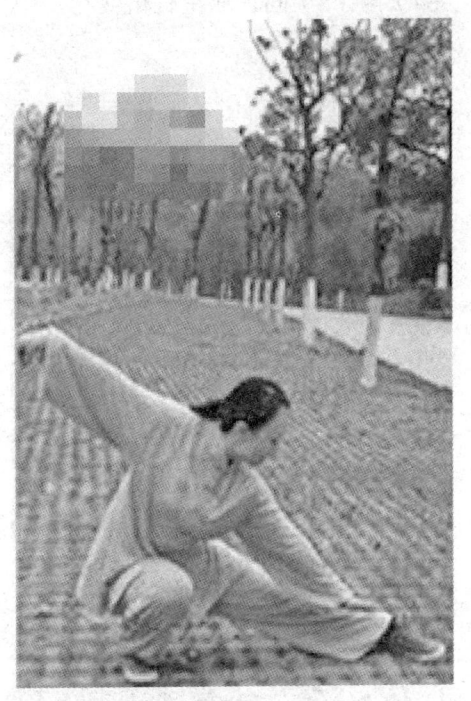

图 12-16　左下势独立

17. 右下势独立（见图 12-17）

（1）右脚下落于左脚前,脚掌着地;然后左脚以前掌为轴转动,身体随之左转;同时左手向后平举变成勾手,右掌随着转体向左侧划弧,立于左肩前,掌心斜向后;眼看左手。

（2）同"左下势独立"（2）,唯左右相反。

（3）同"左下势独立"（3）,唯左右相反。

（4）同"左下势独立"（4）,唯左右相反。

18. 左右穿梭（见图 12-18）

（1）身体微向左转,左脚向前落地,脚尖外撇,右脚跟离地,两腿屈膝成半坐盘式;同时两手在胸前成抱球状（左上右下）;然后右脚收到左脚的内侧,脚尖点地;眼看左前臂。

（2）身体右转,右脚向右前方迈出,屈膝弓腿,右弓步,同时右手由脸前向上举并翻掌停在右额前,手心斜向上;左手先向左下再经体前向前推出,高与鼻尖平,手心向前;眼看左手。

（3）身体重心略向后移,右脚尖稍向外撇,随即身体重心再移至右腿,左脚跟进停于右脚内侧，脚尖点地；同时两手在右胸前成抱球状（右上左下）；眼看右前臂。

（4）与（2）同，唯左右相反。

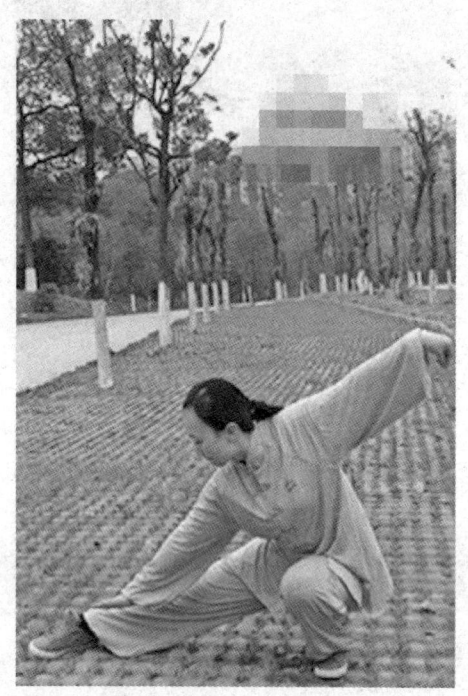

图 12-17　右下势独立

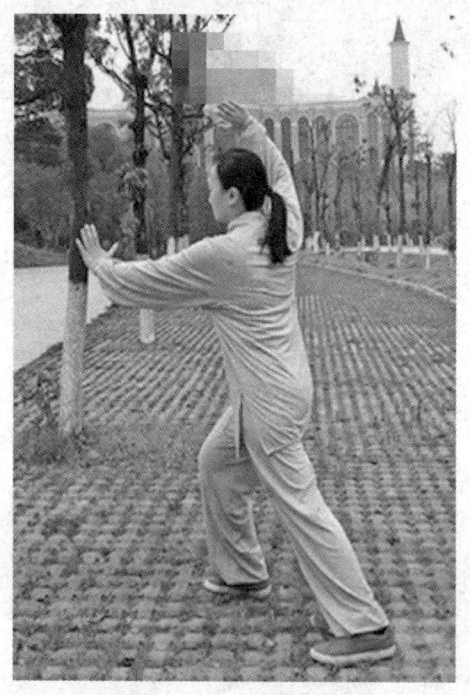

图 12-18　左右穿梭

19. 海底针（见图 12-19）

右脚向前跟进半步，身体重心移至右腿，左脚稍向前移，脚尖点地，成左虚步；同时身体稍向右转，右手下落经体前向后、向上提抽至肩上耳旁，再随身体左转，由右耳旁斜向前下方插出，掌心向左，指尖斜向下；与此同时，左手向前、向下划弧落于左胯旁，手心向下，指尖向前；眼看前下方。

20. 闪通臂（见图 12-20）

上体稍向右转，左脚向前迈出，屈膝成左弓步；同时右手由体前上提，屈臂上举，停于右额前上方，掌心翻转斜向上，拇指朝下；左手上提经胸前向前推出，高与鼻尖平，掌心向前；眼看左手。

21. 转身搬拦锤（见图 12-21）

（1）上体后坐，身体重心移至右腿，左脚尖里扣，身体向右后转，然后身体重心再移至左腿；与此同时，右掌变拳随着转体向右、向下经腹前划弧至左肋旁，拳心向下；左掌上举于头前，掌心斜向上；眼看前方。

（2）向右转体，右拳经胸前向前翻转撇出，拳心向上；左手落于左胯旁，掌心向

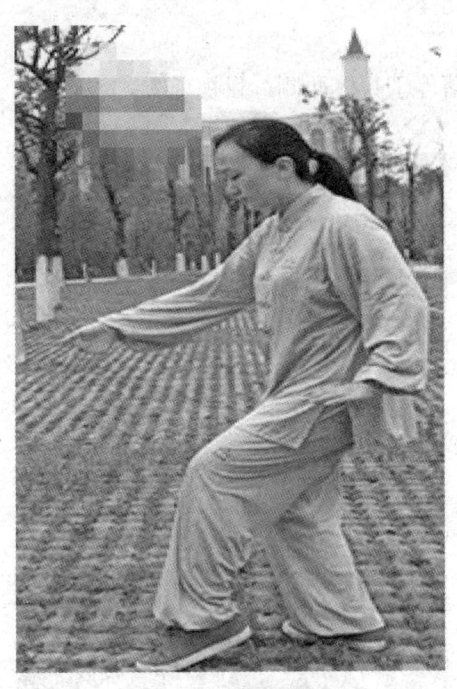
图 12-19 海底针

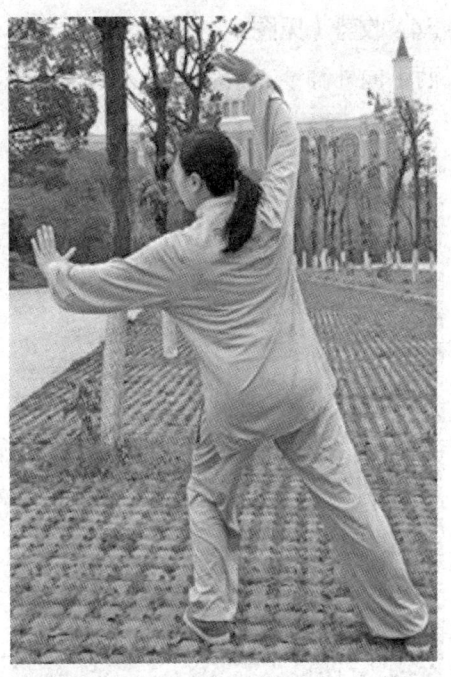
图 12-20 闪通臂

下,指尖向前;同时右脚收回后即向前迈出,脚尖外撇;眼看右拳。

(3)身体重心移至右腿,左脚向前迈一步;左手经左侧向前上方划弧拦出,掌心向前下方;右拳向右划弧收到右腰旁,拳心向上;眼看左手。

(4)左腿前弓成左弓步,同时右拳向前打出,拳眼向上,与胸平,左手附于右前臂里侧;眼看右拳。

22. 如封似闭(见图 12-22)

(1)左手由右腕下向前伸出,右拳变掌,两手手心逐渐翻转向上并慢慢分开回收;同时身体后坐,左脚尖翘起,身体重心移至右腿;眼看前方。

(2)两手在胸前翻掌,向下经腹前再向上、向前推出,腕与肩平,手心向前;同时左腿前弓成左弓步;眼看前方。

23. 十字手(见图 12-23)

(1)屈膝后坐,身体重心移至右腿,左脚尖里扣,向右转体;右手随着转体动作向右平摆划弧,与左手成两臂侧平举,掌心向前,肘部微屈;同时右脚尖随着转体稍向外撇,成右侧弓步;眼看右手。

(2)身体重心慢慢移至左腿,右脚尖里扣,随即向左收回,两脚距离与肩同宽,两腿逐渐蹬直成开立步;同时两手向下经腹前向上划弧,腕部交叉环抱于胸前,两臂撑圆,腕高与肩平,成十字手,手心均向后;眼看前方。

24. 收势（见图12-24）

两手向外翻掌，手心向下，两臂慢慢下落停于身体两侧；目视前方。

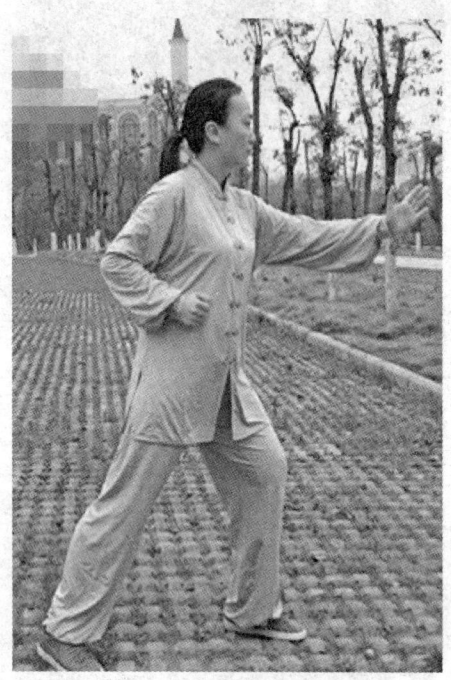

图 12-21 转身搬拦锤

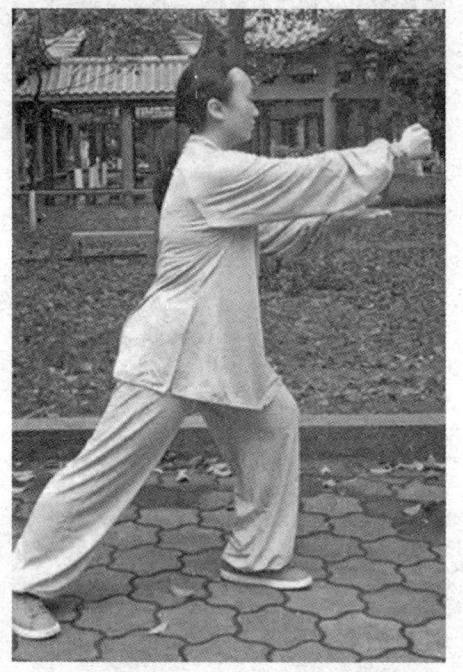

图 12-22 如封似闭

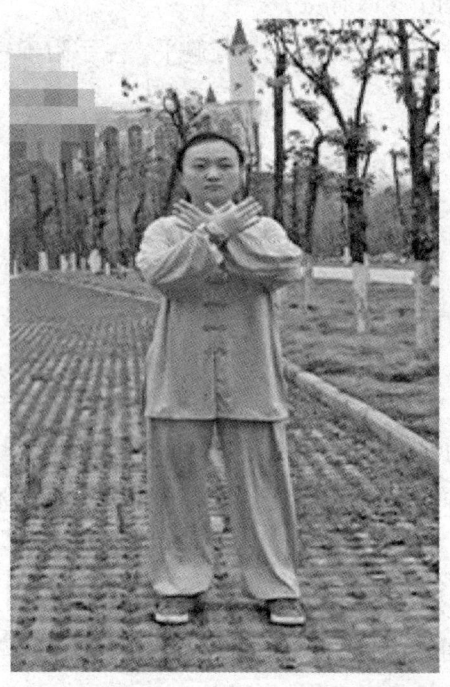

图 12-23 十字手

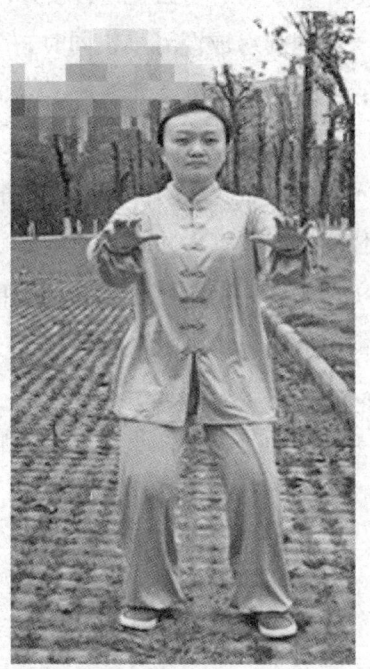

图 12-24 收势

二、练习太极拳的注意事项

1. 虚领顶劲
头颈似向上提升，并保持正直，要松而不僵，可转动。

2. 含胸拔背、沉肩垂肘
胸要含，不能挺，肩不能耸而要沉，肘不能抬而要下垂，全身要自然放松。

3. 手眼相应
以腰为轴，移步似猫行。

4. 虚实分清
打拳时必须上下呼应，融为一体，要求动作出于意、发于腰、动于手，眼随手转，两下肢弓步和虚步分清而交替，练到腿上有劲，轻移慢放，没有声音。

5. 动中求静，动静结合
肢体动而脑子静，思想要集中于打拳。

6. 式式均匀，连绵不断
每一式的动作快慢均匀，而各式之间又是连绵不断的，全身各部位肌肉舒松协调而紧密衔接。

7. 呼吸均匀协调
打太极拳要求有意地运用腹式呼吸，加大呼吸深度，从而改善呼吸功能和血液循环。

8. 循序渐进
练习太极拳是一个循序渐进的过程，需要持之以恒。在练习时应多加观摩，相互学习交流。经过认真的练习和不断的努力，可以收到强身健体的效果。

第二节　太极剑习练

太极剑具有太极拳和剑术两者的风格特点。太极剑作为太极拳运动的组成部分，是在古代剑术的基础上改造发展而成的。32式太极剑具有独特的风格特点，动作柔和、舒缓，美观大方，体静神舒，内外合一，易学易练，运动量适中，祛病延年，强身健体。

一、太极剑的招式

1. 预备式

两脚并立,面向正南,身体正直,眼睛平视,虚领顶劲,两臂侧垂,左手持剑,剑尖向上,右手剑指,手心向内。

2. 起势(三环套月)(见图 12-25)

(1)左脚开步。要点:点起点落。

(2)两臂前举,屈蹲下按。

(3)转体摆臂,丁步挑掌。

(4)屈肘上步,弓步揉推(前指)。要点:定势方向为正东。

(5)盖步穿剑,坐盘展臂。

(6)屈肘上步,弓步接剑。要点:弓步时两脚的横向距离保持在 30 cm 左右。

3. 并步点剑(蜻蜓点水)(见图 12-26)

要点:点剑时,要以拇指、无名指和小指着力,力点在剑尖。

4. 独立反刺(大魁星式)(见图 12-27)

(1)撤步抽剑。要点:右脚后撤时,脚前掌先着地,脚尖外撇 45°左右。

(2)扣脚提剑。

(3)收脚挑剑。

(4)提膝反刺。要点:左膝要尽量上提,小腿和脚掌微向里扣护裆;左膝要向正前方,与左肘上下相对,右手举剑,手心朝外,剑身水平。

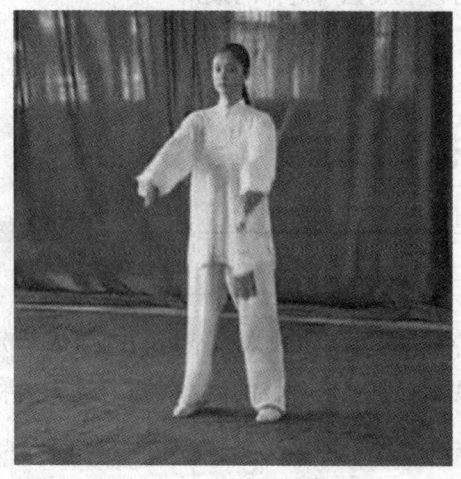

图 12-25 起势

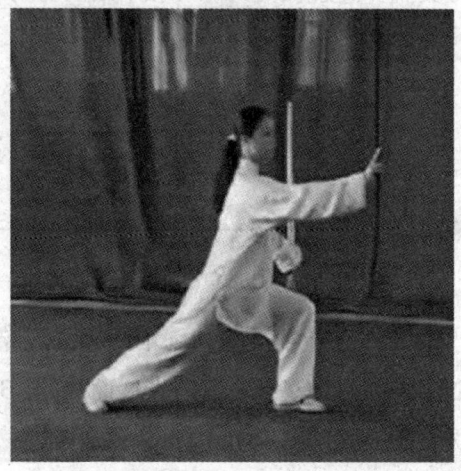

图 12-26 并步点剑

5. 仆步横扫（燕子抄水）(见图 12-28)

（1）撤步劈剑。

（2）仆步压剑。

（3）撇脚扣脚扫剑。

（4）弓步定势。

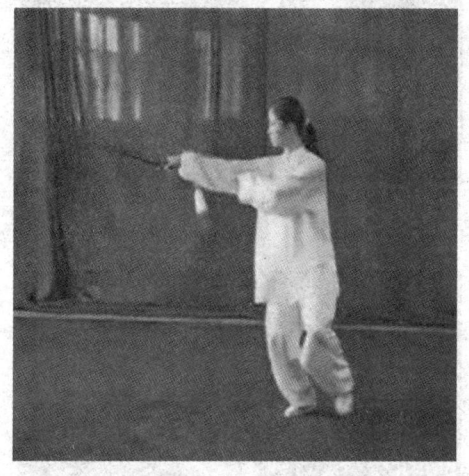

图 12-27 独立反刺

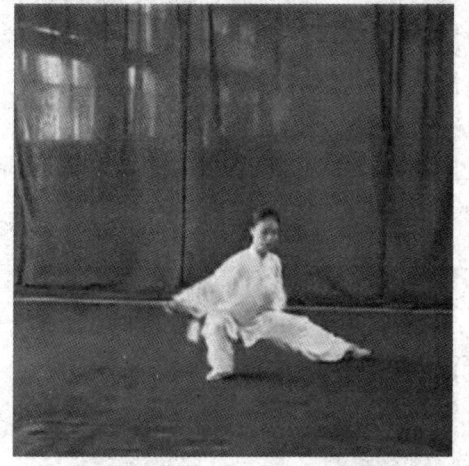

图 12-28 仆步横扫

6. 向右平带（右拦扫）(见图 12-29)

（1）收脚收剑。要点：右手手心朝上。

（2）上步送剑。要点：上步的方向与中线成 30°（偏右）左右。

（3）弓步带剑。要点：右手翻掌手心朝下，直线平带。

7. 向左平带（左拦扫）(见图 12-30)

（1）收脚收剑。要点：右手翻掌手心朝下。

（2）上步送剑。要点：上步的方向与中线成 30°（偏左）左右。

（3）弓步左带。要点：右手翻掌手心朝上，直线平带。

8. 独立抡劈（探海势）(见图 12-31)

（1）收脚转体，合手抡剑。

（2）上步举剑。

（3）独立劈剑。要点：左膝要尽量上提，小腿和脚掌微向里扣护裆。

9. 退步回抽（怀中抱月）(见图 12-32)

（1）退步提剑。要点：剑柄高度同眼高。

（2）虚步抽剑。要点：剑尖高度同头高。

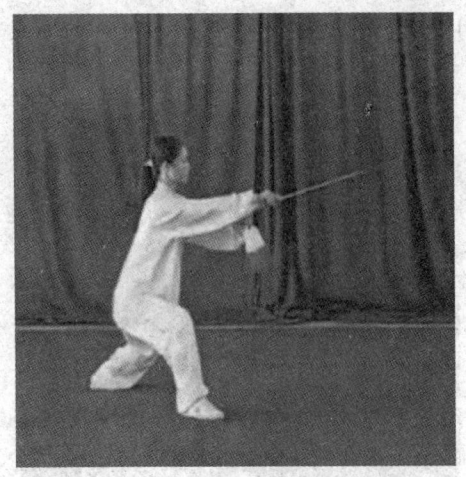

图 12-29　向右平带

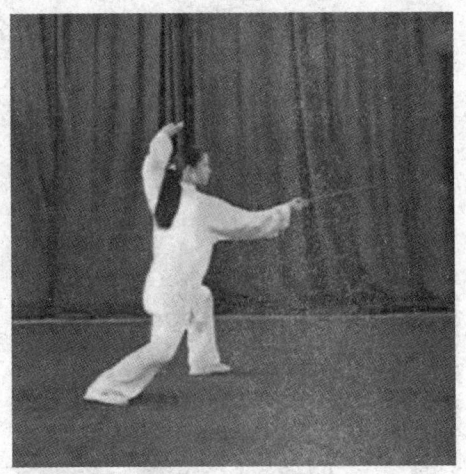

图 12-30　向左平带

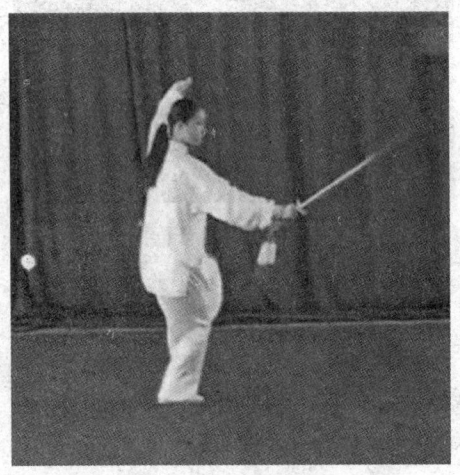

图 12-31　独立抡劈

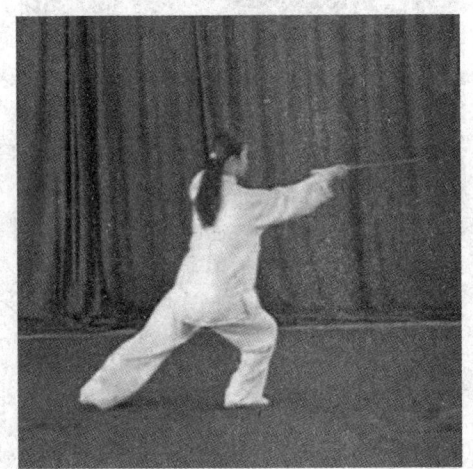

图 12-32　退步回抽

10. 独立上刺（宿鸟投林）（见图 12-33）

（1）转体垫步。要点：方向为正东。

（2）提膝上刺。要点：剑尖高度比头高。

11. 虚步下截（乌龙摆尾）（见图 12-34）

（1）撤步转体摆剑。要点：右手手心朝里。

（2）虚步下截。要点：右虚步的方向是东偏北约 30°；转头目视的方向是东偏南 45°；两脚的横向距离不超过 10 cm。

12. 左弓步刺（青龙出水）（见图 12-35）

（1）退步提剑。要点：剑尖指向左前方约 30°，剑刃朝上。

（2）扣脚转体撤剑。

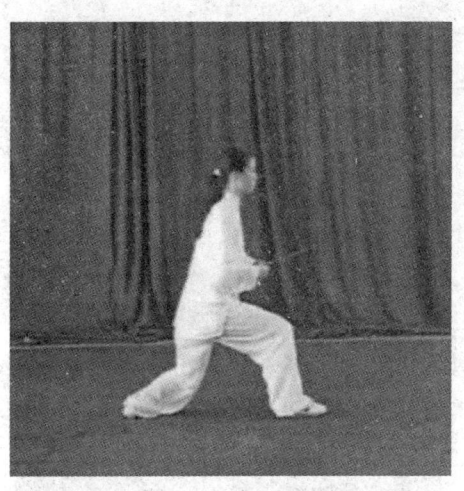
图 12-33　独立上刺

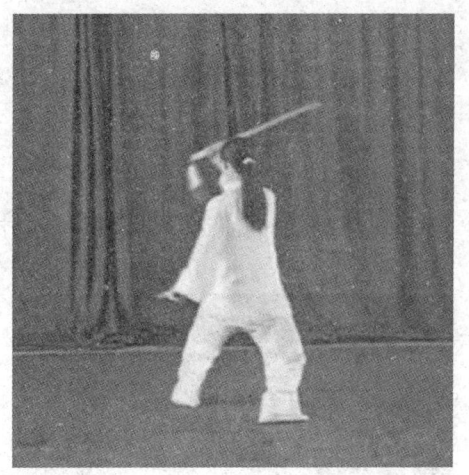
图 12-34　虚步下截

（3）收脚收剑。要点：右手翻掌手心朝上。

（4）弓步平刺。要点：弓步的方向为东偏北约 30°；两脚的横向距离约为 30 cm。

13. 转身斜带（风卷荷叶）（见图 12-36）

（1）扣脚收剑。

（2）提膝送剑。要点：右手翻掌手心朝下。

（3）转体右带。要点：上步的方向为西偏北约 30°。

（4）弓步定势。

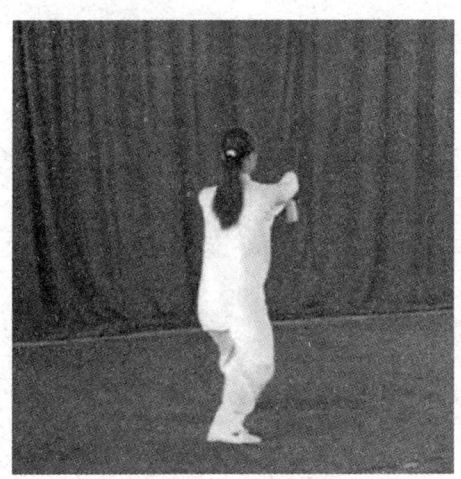
图 12-35　左弓步刺

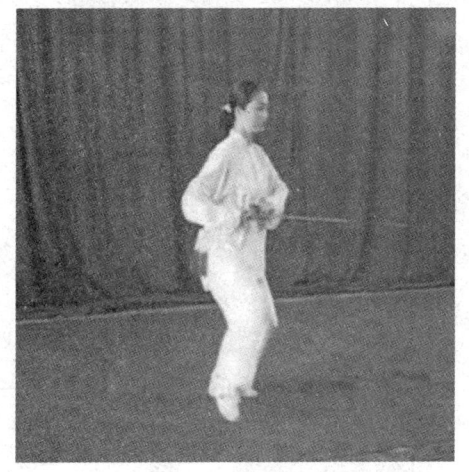
图 12-36　转身斜带

14. 缩身斜带（狮子摇头）（见图 12-37）

（1）提脚收剑。

（2）撤步送剑。

（3）丁步左带。要点：右手翻掌手心朝上。

15. 提膝捧剑（虎抱头）（见图 12-38）

（1）撤步送剑。要点：合手剑刃朝上。

（2）虚步分剑。

（3）提膝捧剑。要点：右膝要尽量上提，高过水平线。

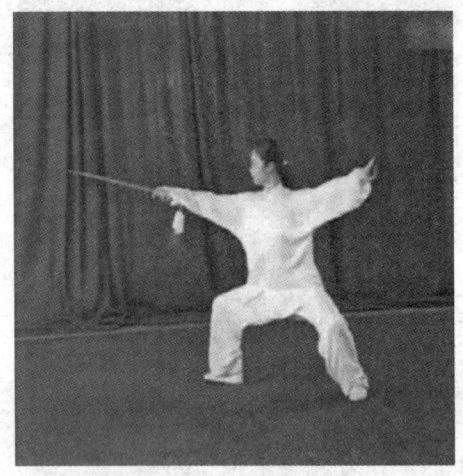

图 12-37　缩身斜带

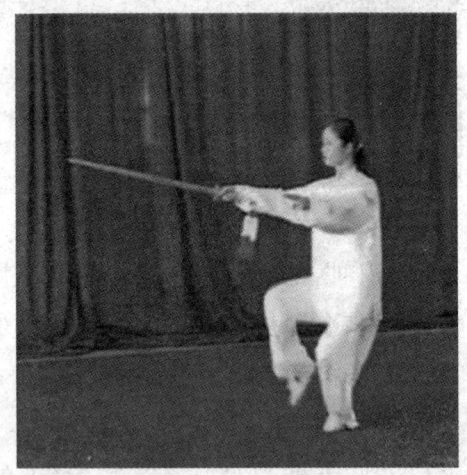

图 12-38　提膝捧剑

16. 跳步平刺（野马跳涧）（见图 12-39）

（1）落脚收剑。

（2）捧剑前刺。要点：剑的高度与胸平。

（3）跳步分剑。

（4）弓步平刺。

17. 左虚步撩（小魁星式）（见图 12-40）

（1）收脚绕剑。要点：右手先提剑，划弧经面前与左手相合。

（2）垫步绕剑。

（3）虚步左撩。要点：虚步方向为正西。

18. 右弓步撩（海底捞月）（见图 12-41）

（1）收脚转体绕剑。

（2）垫步绕剑。

（3）弓步右撩。要点：坐胯沉肩，剑尖略低于手腕。

19. 转身回抽（射雁式）（见图 12-42）

（1）扣脚转体收剑。要点：剑柄高同耳朵，眼看剑尖方向。

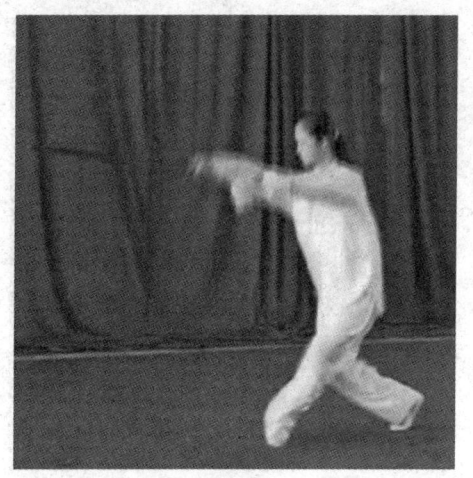
图 12-39　跳步平刺

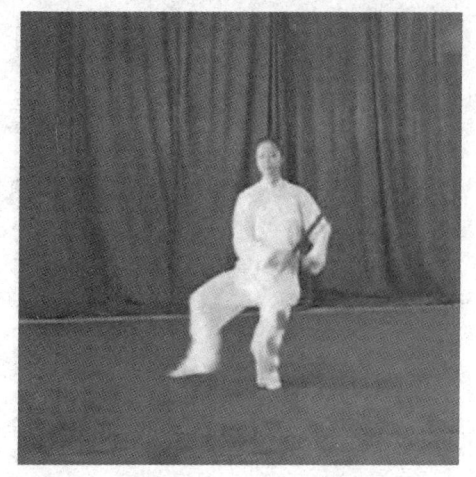
图 12-40　左虚步撩

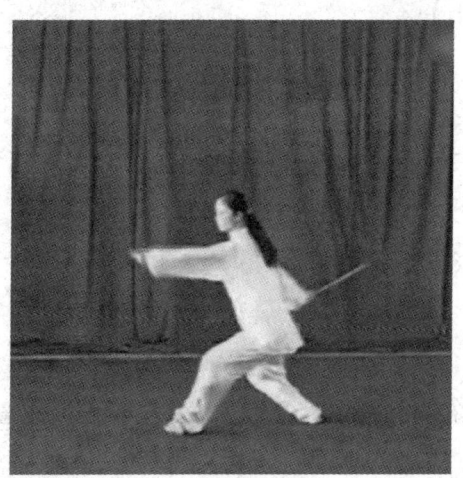
图 12-41　右弓步撩

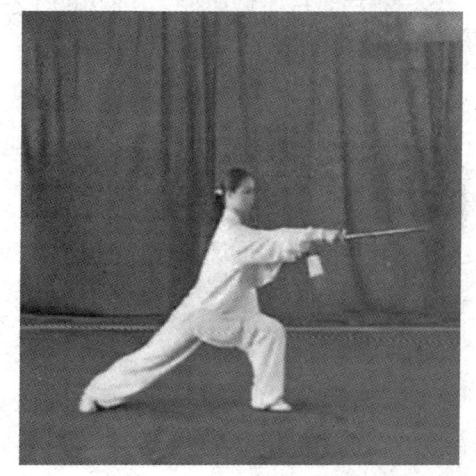
图 12-42　转身回抽

（2）撇脚弓步劈剑。要点：弓步方向和劈剑方向为东偏南约 30°。

（3）后坐抽剑。

（4）虚步前指。要点：虚步的方向和剑指所指的方向为东偏南约 30°。

20. 并步平刺（白猿献果）（见图 12-43）

（1）转体移步。

（2）并步平刺。要点：平刺时手心朝上，两腿立直，剑同胸高。

21. 左弓步拦（迎风掸尘）（见图 12-44）

（1）转体绕剑。

（2）上步绕剑。

（3）弓步拦剑。要点：弓步的方向为东偏北约 30°，剑柄对着左额角，注意要沉肩。

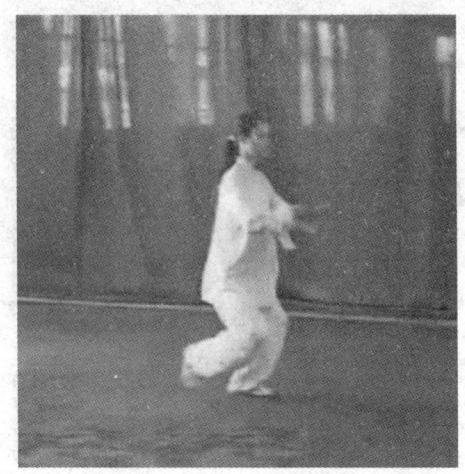
图 12-43　并步平刺

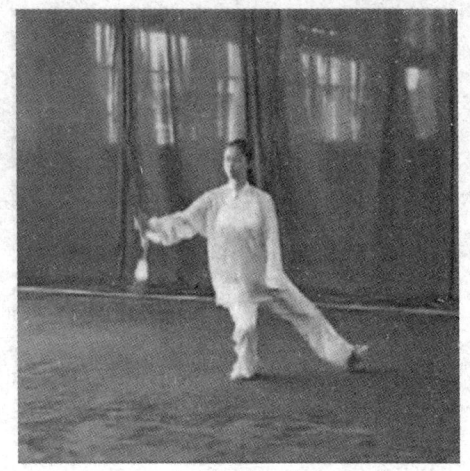
图 12-44　左弓步拦

22. 右弓步拦（迎风掸尘）（见图 12-45）

（1）撤脚绕剑。

（2）收脚绕剑。

（3）弓步拦剑。要点：弓步的方向为东偏南约 30°，剑柄同头高且对着右额角，注意要沉肩。

23. 左弓步拦（迎风掸尘）（见图 12-46）

（1）撤脚绕剑。

（2）收脚绕剑。

（3）弓步拦剑。要点：弓步的方向为东偏北约 30°，剑柄对着左额角，注意要沉肩。

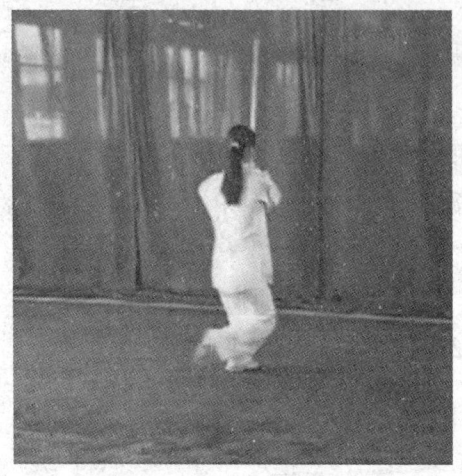
图 12-45　右弓步拦

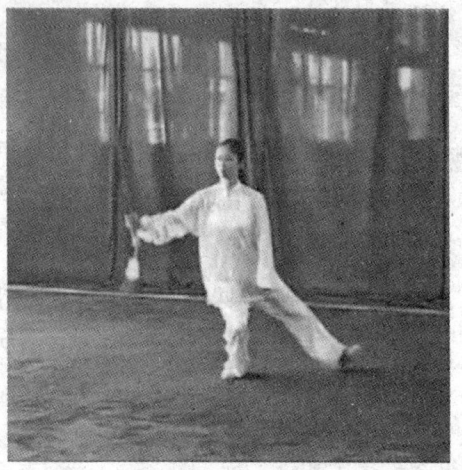
图 12-46　左弓步拦

24. 进步反刺（顺水推舟）（见图 12-47）

（1）盖步收剑。要点：两手在腰间相合，剑要贴身。

（2）转身后刺。要点：此时为高歇步，重心在两脚之间，眼看剑尖方向。

（3）弓步反刺。要点：剑柄同头高，剑尖高同喉部。

25. 反身回劈（流星赶月）（见图 12-48）

（1）扣脚转体收剑。

（2）提脚举剑。

（3）弓步劈剑。要点：弓步的方向为西偏北约 30°。

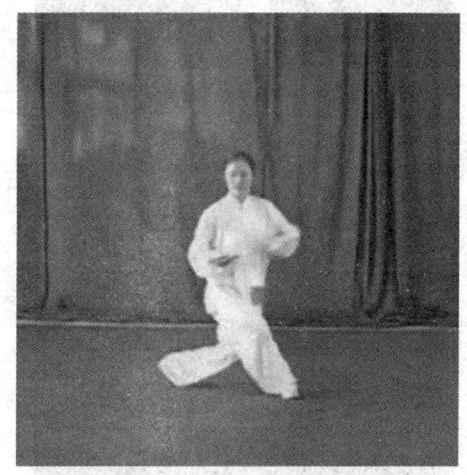

图 12-47　进步反刺

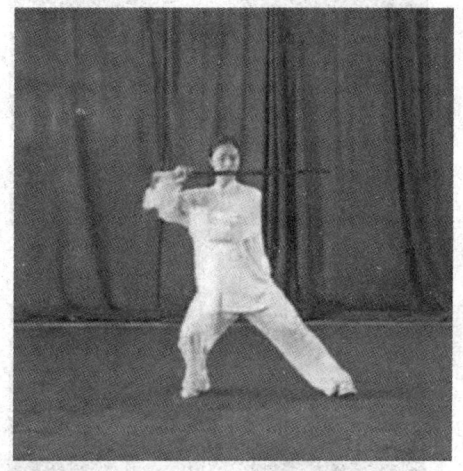

图 12-48　反身回劈

26. 虚步点剑（天马行空）（见图 12-49）

（1）落指收脚。

（2）转体分手（举剑）。要点：左脚跟落地，方向为正南。

（3）弓步落剑。

（4）虚步点剑。

27. 独立平托（挑帘式）（见图 12-50）

（1）插步绕剑。要点：手的动作是右手一个腕花后两手相合。

（2）转体平抹。

（3）提膝托剑。

28. 弓步挂劈（左车轮剑）（见图 12-51）

（1）转体挂剑。

（2）弓步劈剑。要点：方向为正西。

29. 虚步抡劈（右车轮剑）(见图12-52)

（1）撤脚转体抡剑。

（2）上步举剑。

（3）虚步劈剑。要点：注意与点剑的区别。

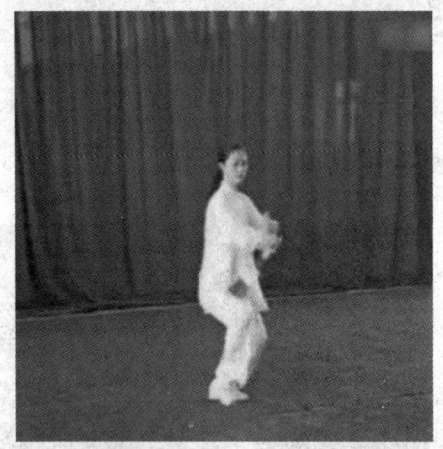

图 12-49　虚步点剑

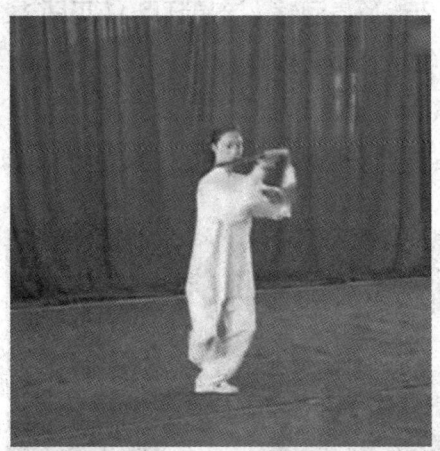

图 12-50　独立平托

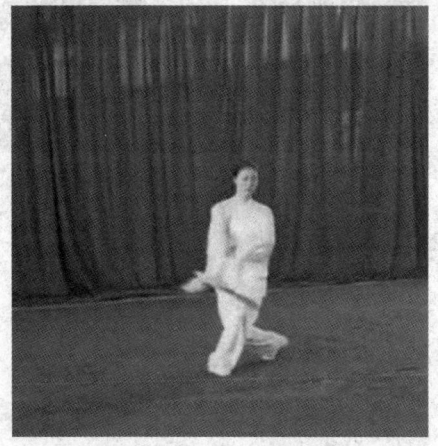

图 12-51　弓步挂劈

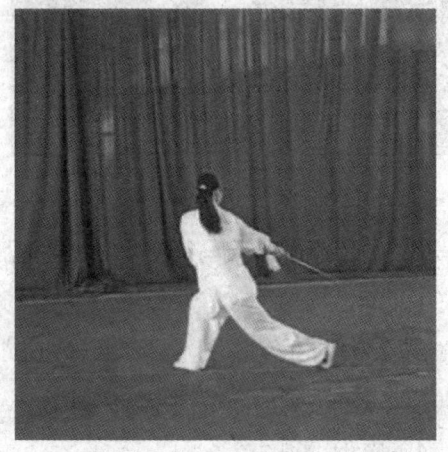

图 12-52　虚步抡劈

30. 撤步反击（大鹏展翅）(见图12-53)

（1）提脚合剑。

（2）撤步击剑。要点：撤步时脚前掌先落地，撤步和击剑的方向为东北方。

31. 进步平刺（黄蜂入洞）(见图12-54)

（1）扣脚回抽。

（2）提脚横剑合手。

（3）垫步收剑。

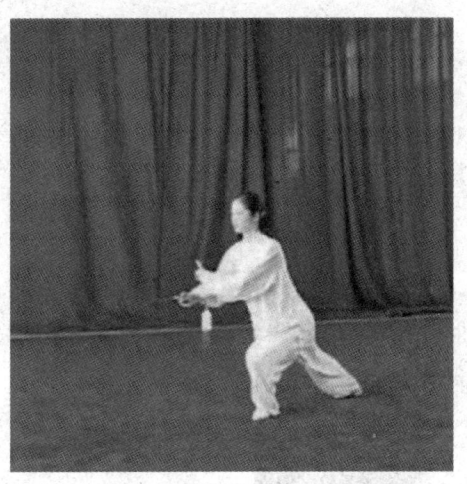
图 12-53　撤步反击

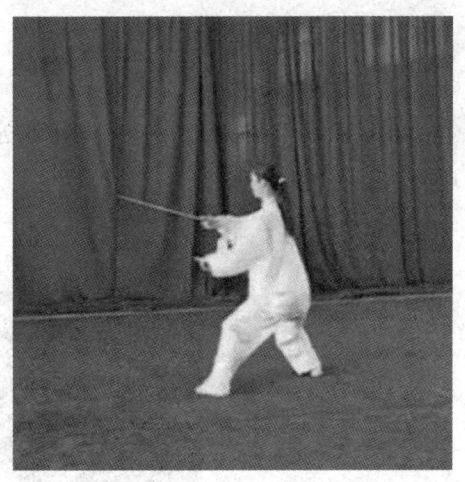
图 12-54　进步平刺

（4）弓步平刺。

（5）丁步回抽（怀中抱月）。

32. 旋转平抹（风扫梅花）（见图 12-55）

（1）摆步横剑。

（2）扣步抹剑。要点：两脚尖相对呈八字形。

（3）虚步分剑。

33. 弓步直刺（指南针）（见图 12-56）

要点：左脚提起收至右脚内侧后再向前迈出；左剑指先收至腰间，再附于右腕一齐将剑刺出，剑柄正对胸前，不可偏左或偏右。

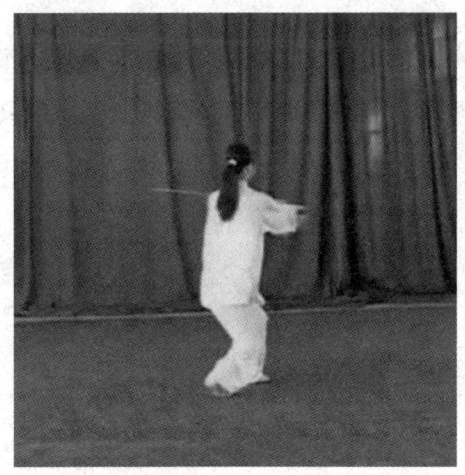
图 12-55　旋转平抹

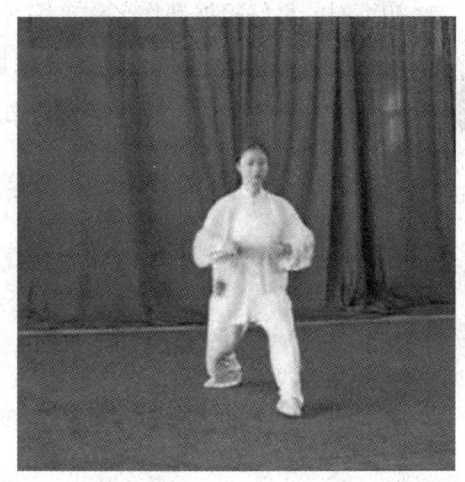
图 12-56　弓步直刺

34. 收势（见图 12-57）

（1）后坐接剑。

（2）跟步收势。要点：左手从眼前划弧收到体侧，右手跟着划弧收到体侧，高度同耳朵。

（3）并步还原。

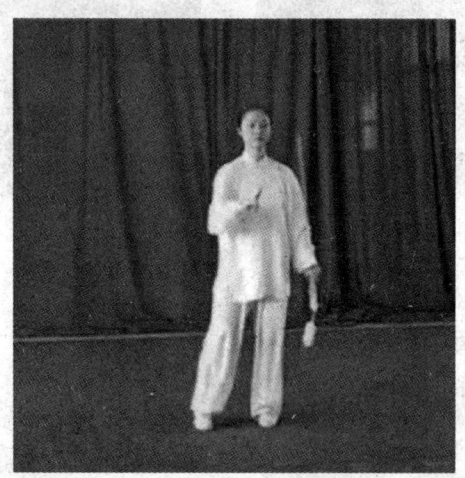

图 12-57　收势

二、练习的注意事项

1. 要明白各种剑法的特点、要求和动作要领，以及剑法之间的区别。

2. 初练时，最好根据动作名称来练习。

3. 要做到动作基本连贯，就需要掌握剑法之间的衔接动作。剑法准确、动作协调、松沉自然、劲力顺达、速度适宜、节奏明显，连绵不断、潇洒飘逸，是太极剑的最高境界。

第十三章

四季身体活动健康指导

第一节　春季适宜进行的身体活动

一、散步

散步是一种简单易行的健身运动，不受年龄、性别和健康状况的约束，也不受场地、设备条件的限制。春季阳气渐生，春光明媚，外出散步可接触自然，摆脱冬日的懒散，帮助身体多呼吸新鲜空气，促进血液循环和新陈代谢。观赏春日美景、感受盎然生机能使人心情舒畅，对身心健康极为有利。春日踏青亦是我国传统的春季活动。

二、健身球

健身球是一种很好的室内健身方式，能改善身体微循环状况，使心肌血流量增加，从而调整心血管系统的功能，有效地预防心脑血管疾病的发生。健身球可以纠正自主神经痉挛，改善睡眠质量。健身球还可以刺激手指末梢神经，调节大脑皮质的功能活动，延缓脑组织的老化。

把玩时握双球于掌，手指紧贴球体，顺旋转时，用拇指发力向掌心扳球，使双球互绕顺转。双球在旋转时中间不要产生空隙，以避免双球互相碰撞乱响，只许发出轻微的摩擦声。双球旋转主要靠五个手指屈伸收展、协调配合来完成。倒旋转时，用无名指、小指向掌心发力，使双球互绕倒转，与顺旋转方向相反。

三、八段锦

八段锦强调呼吸停顿、气沉丹田等，具有"大脑静"而"脏腑动"的特点，尤其适合春季练习。

练功之前要简单进行一些准备。要保证练习的环境尽可能整洁安静，空气清新。练功前 20 min 左右，应稍做休息，使心神安定、精神舒畅。另外，练功前要宽衣松带，解除束缚。无论卧式、立式、坐式，都必须将纽扣、衣带、鞋带或紧身衣服等预先解开，全身放松，使血液循环不受阻碍。

四、放风筝

春分前后清气上升，微风飘荡，正是放风筝的最好季节。中国有句古话："鸢者长寿。"意思就是，经常放风筝的人寿命长。

五、荡秋千

荡秋千的健身效果是全身性的。在不断克服紧张和恐惧心理的同时，可以增强心理承受能力和自我控制能力。在四肢和头部受限的情况下，骨骼肌有节律地收缩和放松，还有利于肌纤维的增大。

第二节　夏季适宜进行的身体活动

一、脑颈操

夏季人的运动量减少，头颈关节容易疲劳，可练习脑颈操来进行缓解。

脑颈操步骤如下：

1. 挺胸，头向左扭至极点，停一会儿，然后回到原位；再向右扭到极点，再回到原位。反复做四个八拍。

2. 头先由左向右转圈，停一会儿；再由右向左转，停一会儿。反复做四个八拍。

3. 头先向左扭至极点，停一会儿；再向右扭至极点，停一会儿。然后以下巴引导，头向前划弧，停一会儿；然后头再后仰至极点，停一会儿。反复做四个八拍。

4. 头尽量向上伸，至极点，停一会儿；再尽量向下缩，停一会儿。反复做四个八拍。

5. 嘴尽量张大，停一会儿。搓手至热，然后干洗脸数次，即结束。

二、划船

划船是一项集娱乐、健身、健美于一体的全身性有氧运动，长期进行这项运动可使中老年人心血管系统和呼吸系统得到改善。经常进行划船运动，还可使全身肌力得到增强，对人的肩部、前臂、腰背部、股四头肌等肌群及髋关节肌群都有很好的锻炼作用。

三、摇扇子

使用扇子纳凉时，需要手指、腕和肩部的协调配合。经常摇扇对整个上肢的关节、肌肉、韧带都有锻炼的作用。它不仅可以促进肢体内的血液循环，还可以增强肌肉的力量，提高韧带的强度，改善各关节协调配合的灵活性，对肩周炎也有很好的预防和治疗作用。

四、游泳

游泳是夏季最为适宜的健身运动。游泳时，人在水中承受的压力比在空气中大许多倍。站在齐胸深的水中，呼吸肌可得到有效的锻炼。经常游泳的人，心肌发达，肺活量大。游泳时，人体各部分都参与活动，从而加大了人体能量的消耗，促进了新陈代谢，增强了神经、呼吸、消化、血液循环等系统的功能。

第三节 秋季适宜进行的身体活动

一、太极拳

秋季练习太极拳,能达到"秋养收气""秋养阴""养肺气"等养生目的,也是秋季常见病防治、康复的有效方法。练习太极拳要求细、匀、长、缓的腹式呼吸。通过肺、肾的协同作用,能增强或改善肺功能,补肾益元气,进而使气血周流全身,营养脏腑、组织、皮毛、肌肉。练习太极拳还要求神意内守、以静御动、形神兼备、气沉丹田、内外合一、阴阳相贯。太极拳动作轻松柔和,圆活自然,连贯协调,配合呼吸、运气,"以意领气,以气运身",具有健身和医疗的双重价值,是我国传统的体育保健疗法之一。

二、慢跑

秋季要特别注意动与静的科学安排,不可经常大汗淋漓,使阳气外泄,伤耗阴津,削弱肌体的抵抗力。慢跑节奏和缓,而且运动适中,是秋季理想的运动项目。

三、羽毛球

白露后,运动量及运动强度可较夏天适当加大,可选择羽毛球运动,以微出汗但不疲倦为度,这样有助于肌体内气血调畅,但不宜进行过激、过量的运动。打羽毛球加快了锻炼者全身的血液循环,增强了心血管系统和呼吸系统的功能。长期进行羽毛球锻炼,可使心跳强而有力,肺活量加大,耐力提高。

四、登山

登山有益于身心健康,可增强体质,提高肌肉的耐受力和神经系统的灵敏性。在登山的过程中,人体的心跳和血液循环加快,肺活量明显增加,内脏器官和身体其他部位的功能得到很好的锻炼。

五、冷水浴

所谓冷水浴就是用 5~20 ℃的冷水洗澡，是中医提倡的一种健身方法。冷水浴可以增强人体对疾病的抵抗力，也可加强神经系统的兴奋性。

开始练冷水浴的时间以秋季为最好，这不仅因为秋高气爽，水质清纯，更因为冷水浴必须采取循序渐进的方法。冷水浴的循序渐进还包括洗浴部位由局部到全身，水温由高渐低，以及洗浴时间由短渐长。冷水浴健身，贵在持之以恒。只有一年四季都坚持冷水浴，才能收到最佳健身效果。

在冷水浴锻炼的初期，水由微温逐渐降低，由 25~35 ℃降至 15~25 ℃，再降至自来水水温。可先进行冷水擦浴，多次用湿毛巾从上肢开始，轻轻沿肩、背、胸、腹和腿部擦洗。习惯冷水擦浴后，可开始冷水淋浴，浴前需做暖身活动。

第四节　冬季适宜进行的身体活动

冬季是一年中最冷的季节。冬季阴气日盛而至极，阳气微极而复萌。在冬季要顺应自然的变化，精神情志要安静自如，恬淡无求，使神气内收。人们的起居也应顺天调整，早晨等到阳光充足时再开始锻炼。运动前要做准备活动，运动量逐渐增加，避免在严寒、大雪及狂风中锻炼。

一、长跑

长跑是一项老少皆宜的冬季健身运动，使心肌收缩力加强，氧的吸收和运输效率提高。长跑可以调节大脑神经和心血管系统的功能和兴奋、抑制过程，以消除神经和血管的紧张状态。长跑可使骨骼坚韧，支持力量增加，肌肉的韧性增强。

二、爬楼梯

弯腰屈膝，抬高脚步，两臂自然摆动，尽可能不抓扶手。每秒爬一级，连续爬4~5层楼，每次练习往返2~3趟。每趟之间可稍事休息。开始阶段每次练5 min左右，待身体适应后，可以加快速度，每秒两级，并增加往返次数，时间为10 min左右。锻炼前应活动腰、膝和踝关节。锻炼时应穿软底鞋，动作要轻缓，运动量应逐渐加大，不要勉强做难度大的动作。楼道要宽敞，光线明亮，空气新鲜。

三、跳绳

跳绳是一项适宜中老年人的体育活动，它能增强呼吸和神经系统的功能，还能加快血液循环，使大脑获得充足的氧气，使人感到神清气爽，从而提高思维能力，达到健脑的目的，同时使骨骼得到承重锻炼，增强反应能力，使脸部及全身的皮肤保持弹性、红润。

四、踢可乐球

踢可乐球能有效地调动腿脚、手臂、头颈、腰椎及身体各部位，提高身体的运动协调能力，特别是手脚配合能力、支撑能力和灵活性。踢可乐球对于肩周炎、颈椎病、腰腿痛有一定的治疗效果，并可以起到增强体质的作用。踢可乐球时可以根据年龄、自身体质和运动能力调整时间和花样。此种健身方法特别适合中老年人。

第十四章

食谱编制(计算法)

第一节 个人食谱编制

食谱编制的方法可分为两种:一种是计算法,根据食物营养素含量,计算出食谱中能量和各种营养素的含量并对其进行评价;另一种是利用膳食指南和膳食宝塔以及食物交换表,对各类食物进行组合、替换的方法,不需要详细计算。对于专业人员,必须学会计算法编制食谱的基本操作。虽然现在有营养配餐软件的帮助,但也需要学会计算的细节才能充分理解营养食谱的意义。

个人食谱编制从了解食谱的使用对象开始。需要了解的内容很多,包括年龄、性别、生理状况、体力活动、身体健康状况、职业特点、经济收入、宗教习俗、饮食习惯、烹调能力、食物过敏史等。下面用案例示范如何根据使用对象确定食谱基本内容。

某初中三年级男生,15岁,身高174 cm,体重67 kg,身体健康,喜清淡,不吃动物内脏和红肉,没有食物过敏史,父母为工厂工人。

第一,应确定能量和营养素供应目标。该个体身体状况处于正常范围,无特殊锻炼,身体健康无疾病。可以按14~17岁青少年的膳食营养素参考摄入量(DRIs)来确定能量和营养素供应目标。

第二,应确定膳食制度和供餐时间。该个体学习生活规律,按生活起居状况和父母工作情况,确定餐次为3次。但考虑到初三学习较为辛苦,宜在上午和下午中间时段设一次加餐,晚上睡前可加夜宵。三餐的能量占比可确定为早餐25%、午餐30%、晚餐 30%，另有零食和加餐总计为 15%。

第三，应确定膳食成本。该个体家庭收入不高，可采用应季普通食物原料，限定食谱的整体成本为每日 15 元。

第四，应确定营养素供能比例。按照健康状况和生理状态的要求，能量的来源比例应符合碳水化合物占 55%~65%，脂肪占 20%~30%，蛋白质占 10%~15%。考虑青少年正处于生长发育旺盛阶段，可以确定为碳水化合物占 56%，脂肪占 29%，蛋白质占 15%。

第五，应确定食物口味。该个体喜欢清淡，所以应按照其饮食习惯，不用刺激性调味品，如辣椒、胡椒等，确定该食谱为清淡、鲜美口味。

第六，应确定烹调方法。该个体家庭有烹调能力，可以制作符合营养要求的简单、家常三餐。但在学校加餐时，注意采用容易入口的食材。

第七，应确定避免某些不利健康或不接受的食物。该个体没有食物过敏史，但不吃动物内脏和红肉，所以应选用禽类、鱼类、蛋类作为动物性食物来源。

结合以上几点，就可以进行食谱的具体计算，步骤如下。

一、确定能量需要量

确定能量需要量有以下三种方法，可根据具体情况自行选择。

1. 查表法

按照劳动强度、年龄、性别，查中国居民膳食营养素参考摄入量（DRIs）表来确定能量和各种营养素推荐摄入量。如轻体力劳动，30 岁，男性，查表后得该男性能量需要量为 2 400 kcal。

2. 根据基础代谢率计算

能量需要量 = 基础代谢 × 体力活动水平。如某炼钢厂工人，45 岁，79 kg，男性，根据表 14-1、表 14-2 可计算得：

该人一日能量需要量 = 基础代谢 × 体力活动水平 =（$11.6 \times 79 + 879$）kcal × 2.10 ≈ 3 770 kcal

● 表 14-1　WHO 建议按体重计算基础代谢公式

年龄 / 岁	男性基础代谢 /kcal	女性基础代谢 /kcal
0~3	$60.9 \times W - 54$	$61.0 \times W - 51$
3~10	$22.7 \times W + 495$	$22.5 \times W + 499$
10~18	$17.5 \times W + 651$	$12.2 \times W + 746$

续表

年龄/岁	男性基础代谢/kcal	女性基础代谢/kcal
18~30	15.3×W+679	14.7×W+496
30~60	11.6×W+879	8.7×W+829
>60	13.6×W+487	10.5×W+596

注：W表示体重（kg）。

◆ 表14-2 中国成人活动水平分级

活动水平	职业工作时间分配	工作内容举例	体力活动水平	
			男	女
轻	75%时间坐或站立 25%时间站着活动	办公室工作、修理电器钟表、售货员、酒店服务员、讲课等	1.55	1.56
中	25%时间坐或站立 75%时间特殊职业活动	学生日常活动、机动车驾驶、电工安装、车床操作、金工切割等	1.78	1.64
重	40%时间坐或站立 60%时间特殊职业活动	非机械化农业劳动、炼钢、舞蹈、体育运动、装卸、采矿等	2.10	1.82

3. 根据体质指数计算

DRIs中的能量供给量标准只是提供了一个参考目标，实际应用中还要参照用餐人员的具体情况进行调整，以下通过实例来说明如何根据体质指数进行计算：

已知该就餐者男性，年龄30岁，环卫工人，身高172.5 cm，体重70 kg。

（1）确定标准体重

标准体重（kg）=身高（cm）-105

根据此公式判定身体营养状况：（实际体重-标准体重）/标准体重×100%

判定标准：±10%正常，±10%~20%超重或瘦弱，±20%以上为肥胖或极瘦弱。

案例中，根据该人的身高，计算标准体重：

标准体重=172.5-105=67.5（kg）

那么，该人的营养状况为：（实际体重-标准体重）/标准体重×100%=（70 kg-67.5 kg）/67.5 kg×100%≈3.7%，3.7%<10%，由此判断该男子体重正常。

（2）计算体质指数BMI

体质指数BMI=体重（kg）/身高^2（m^2）

中国的判定标准为：BMI<18.5，体质为偏瘦；BMI为18.5~23.9，体质为正常；

BMI≥24 且 <28，体质为超重；BMI≥28，体质为肥胖。

在食谱中可根据 BMI 适当增加或减少每日摄入能量值，经计算该男子体质指数约为 23.5，判断该男子体质为正常。

（3）确定每日每千克标准体重所需要的能量（见表 14-3）

● 表 14-3 每日能量供给量表　　　　　　　　　　　　　　　　　　　　　　　kcal/kg

体质	极轻体力劳动	轻体力劳动	中体力劳动	重体力劳动
偏瘦	35	40	45	45～55
正常	25～30	35	40	45
超重	20～25	30	35	40
肥胖	15～20	20～25	30	35

（4）计算一天所需要的总能量

总能量 = 标准体重（kg）× 每千克标准体重所需要的能量

该男子体重正常，其劳动分级为中体力劳动，查表 14-3 可知，其标准体重能量需要量为 40 kcal/kg。所以，该男子全天的能量供给应为：

总能量 =67.5 kg × 40 kcal/kg=2 700 kcal。

二、计算产能营养素全日应提供的能量

能量的主要来源为蛋白质、脂肪和碳水化合物，为了维持人体健康，这三种能量营养素占总能量比例应适宜，一般蛋白质占 10%～15%，脂肪占 20%～30%，碳水化合物占 55%～65%，以上比例可以根据实际情况作出适当调整。以每日摄入总能量乘以三大产能营养素各自的比例，即可到得三大产能营养素的一日能量供给量。

如已知某男子每日能量需要量为 2 700 kcal，若三种产能营养素占总能量的比例取中等值，分别为蛋白质占 15%，脂肪占 25%，碳水化合物占 60%，则三种能量营养素各应提供的能量如下：

蛋白质：2 700 kcal × 15%=405 kcal

脂肪：2 700 kcal × 25%=675 kcal

碳水化合物：2 700 kcal × 60%=1 620 kcal

三、计算产能营养素全日需要量

计算出三种产能营养素的能量供给量后,还需将其折算为需要量,这是确定食物品种和数量的重要依据。由于食物中的产能营养素不可能全部被消化吸收,且消化率也各不相同,消化吸收后,在体内也不一定能够彻底被氧化分解产生能量,因此,食物中产能营养素产生的能量按如下关系换算,即 1 g 碳水化合物在体内彻底氧化分解后产生 4 kcal 能量,1 g 脂肪产生 9 kcal 能量,1 g 蛋白质产生 4 kcal 能量。

根据三大产能营养素的能量供给量及其能量折算系数,可求出全日蛋白质、脂肪、碳水化合物的需要量。

根据上一步的计算结果,可算出三大营养素需要量如下:

蛋白质:405 kcal ÷ 4 kcal/g ≈ 101 g

脂肪:675 kcal ÷ 9 kcal/g = 75 g

碳水化合物:1 620 kcal ÷ 4 kcal/g = 405 g

四、计算三种产能营养素每餐需要量

三餐的适宜能量分配比例为早餐 30%、午餐 40%、晚餐 30%。根据上一步,已经得到全天需要蛋白质 101 g、脂肪 75 g、碳水化合物 405 g,那么:

早餐:蛋白质 101 g × 30% ≈ 30 g,脂肪 75 g × 30% ≈ 23 g,碳水化合物 405 g × 30% ≈ 122 g

午餐:蛋白质 101 g × 40% ≈ 40 g,脂肪 75 g × 40% = 30 g,碳水化合物 405 g × 40% = 162 g

晚餐:蛋白质 101 g × 30% ≈ 30 g,脂肪 75 g × 30% ≈ 23 g,碳水化合物 405 g × 30% ≈ 122 g

五、确定主副食品种和数量

已知三种产能营养素的需要量,根据食物成分表,就可以确定主食和副食的品种和数量。下面以午餐为例确定主副食品种和数量。

1. 确定主食品种和数量

由于粮谷类是碳水化合物的主要来源,因此主食的品种和数量主要根据粮谷类的品种来确定。注意根据用餐者的饮食习惯来确定，如北方习惯以面食为主，南方则以大米居多。

根据上一步结果，午餐中应含有碳水化合物162 g，设定以馒头（富强粉）、籼米饭为主食，并分别提供50%的碳水化合物。由食物成分表可知，100 g馒头和100 g籼米饭含碳水化合物分别为50.9 g和26.4 g，则

所需籼米饭重量 =162 g × 50% ÷（26.4 g/100 g）≈300 g

所需馒头重量 =162 g × 50% ÷（50.9 g/100 g）≈160 g

2. 确定副食品种和数量

根据三种产能营养素的需要量，首先根据碳水化合物确定了主食的品种和数量，接下来根据蛋白质确定副食的品种和数量。

除了谷类食物能提供蛋白质，蛋白质还广泛存在于动植物性食物中。因此，副食品种和数量的确定应在已确定主食用量的基础上，依据副食应提供的蛋白质重量来确定。

具体计算步骤如下：

（1）计算主食中含有的蛋白质重量。

由食物成分表可知，100 g馒头（富强粉）含蛋白质7.1 g，100 g籼米饭含蛋白质3.0 g，则：

主食中蛋白质重量 =160 g ×（7.1 g/100 g）+300 g ×（3.0 g/100 g）≈20 g

（2）用应摄入的蛋白质重量减去主食中蛋白质重量，即为副食应提供的蛋白质重量。根据第四步的计算结果，该用餐者午餐应含蛋白质40 g，则：

副食中蛋白质重量 =40 g–20 g=20 g

设定副食中蛋白质的2/3由动物性食物供给，1/3由豆制品供给，据此可求出各自的蛋白质供给量。

动物性食物应含蛋白质重量 =20 g × 2/3 ≈ 13 g

豆制品应含蛋白质重量 =20 g × 1/3 ≈ 7 g

（3）查表并计算各类动物性食物及豆制品的供给量。若选择的动物性食物和豆制品分别为猪肉（里脊）和豆腐干，由食物成分表可知，每100 g猪肉（里脊）和每100 g豆腐干的蛋白质含量均为19.6 g。根据上一步的计算结果，则：

猪肉（里脊）重量 =13 g ÷（19.6 g/100 g）≈ 65 g

豆腐干重量 =7 g ÷（19.6 g/100 g）≈ 35 g

六、确定蔬菜、水果量

确定了动物性食物和豆制品的数量,就可以保证蛋白质的摄入,最后微量营养素和膳食纤维选择蔬菜补齐。蔬菜的品种和数量可根据不同季节市场的蔬菜供应情况,以及与动物性食物和豆制品配菜的需要来确定。根据平衡膳食的要求,设计食谱时,必须调配足够的蔬菜和水果,以保证各种维生素和矿物质的摄取。通常每人每日摄入水果 200~350 g,摄入蔬菜 300~500 g,其中最好有一半是绿叶菜类,特别是深绿色最佳。由于各种蔬菜的营养特点不同,以少量多品种的原则进行搭配。

七、确定油脂的量

油脂的摄入应以植物油为主,有少量动物脂肪摄入。由食物成分表可知每日摄入各类食物的脂肪含量,将需要的脂肪总含量减去食物提供的脂肪量即为每日植物油供应量。

查食物成分表可知 100 g 籼米饭含脂肪 0.4 g,100 g 馒头(富强粉)含脂肪 1.3 g,100 g 猪肉(里脊)含脂肪 7.9 g,100 g 豆腐干含脂肪 35.2 g,则午餐植物油供应量为:

30 g–300 g×(0.4 g/100 g)–160 g×(1.3 g/100 g)–65 g×(7.9 g/100 g)–35 g×(35.2 g/100 g)≈10 g

八、食谱编制

根据计算的每餐主副食用量,编制一日食谱(见表 14-4),早餐、午餐、晚餐的能量分别占 30%、40%、30% 或 40%、40%、20% 左右即可。

● 表 14-4 一日食谱

餐次	食物名称	原料名称	用量 /g
早餐	馒头	富强粉	190
	籼米粥	籼米	180
	水煮鸡蛋	鸡蛋	50
	豆浆	黄豆	250

续表

餐次	食物名称	原料名称	用量/g
午餐	籼米饭	籼米	300
	馒头	富强粉	160
	手撕生菜	生菜	100
	芹菜炒豆腐干	豆腐干	35
		芹菜	100
	家常小炒	胡萝卜	50
		猪肉	65
		青椒	100
	蛇果	蛇果	100
晚餐	打卤面	富强粉	200
		西红柿	150
		鸡蛋	50
	香酥鲫鱼	鲫鱼	50
	桃	桃	100
	酸奶	酸奶	200

注：全日烹调油 25 g，食用盐 6 g，水 1 500 mL。

第二节 群体食谱编制

假定为一个三口之家编制营养食谱，父亲是汽车司机，母亲是小学教师，儿子8岁，是一名小学生。

一、计算能量系数

查中国居民膳食营养素参考摄入量表可知，父亲每日需摄入 2 700 kcal 能量，母亲每日需摄入 2 100 kcal 能量，儿子每日需摄入 1 900 kcal 能量。如将父亲确定为"标准人"，则上述一家三口的能量系数分别为：

父亲：2 700 kcal ÷ 2 700 kcal=1.0

母亲：2 100 kcal ÷ 2 700 kcal ≈ 0.78

儿子：1 900 kcal ÷ 2 700 kcal ≈ 0.70

全家一日能量系数为：1.0+0.78+0.70=2.48

二、确定全家一日能量和营养素供给量

一日能量供给量 =2 700 kcal × 2.48=6 696 kcal ≈ 6 700 kcal

若三种产能营养素占总能量的比例取中等值，分别为蛋白质占 15%，脂肪占 25%，碳水化合物占 60%，则三种产能营养素各应提供的能量如下：

蛋白质：6 700 kcal × 15%=1 005 kcal

脂肪：6 700 kcal × 25%=1 675 kcal

碳水化合物：6 700 kcal × 60%=4 020 kcal

根据三大产能营养素的能量供给量及其能量折算系数，可求出此家庭全日蛋白质、脂肪、碳水化合物的需要量。

三大营养素需要量如下：

蛋白质：1 005 kcal ÷ 4 kcal/g ≈ 251 g

脂肪：1 675 kcal ÷ 9 kcal/g ≈ 186 g

碳水化合物：4 020 kcal ÷ 4 kcal/g=1 005 g

三、确定主副食的种类和数量

已知三种产能营养素的需要量，根据食物成分表，就可以确定主食和副食的品种和数量。

1. 确定主食品种和数量

按膳食习惯选定主食的种类为籼米、富强粉和玉米面。按碳水化合物的量 1 005 g 选定主食的数量，拟使用籼米 600 g（含碳水化合物 78.0%）、富强粉 500 g（含碳水化合物 73.5%）、玉米面 250 g（含碳水化合物 78.4%），以上三种主食共含碳水化合物为：

600 g × 78.0%+500 g × 73.5%+250 g × 78.4%=468 g+367.5 g+196 g=1 031.5 g ≈ 1 030 g

2. 确定副食品种和数量

主食提供的蛋白质为：

600 g × 7.5%+500 g × 13.3%+250 g × 8.5%=45 g+66.5 g+21.25 g=132.75 g ≈ 130 g

其余蛋白质拟由瘦猪肉 200 g、鲫鱼 150 g、鸡蛋 200 g、牛奶 600 g、北豆腐 200 g 提供，以上五种副食蛋白质含量为：

200 g×19.6%+150 g×18.0%+200 g×12.2%+600 g×3.0%+200 g×9.2%=39.2 g+27 g+24.4 g+18 g+18.4 g=127 g

可满足一日蛋白质的摄入要求。

3. 确定蔬菜、水果品种和数量

通常每人每日进食蔬菜量应为 500 g，其中最好有一半是绿叶菜类，此家庭一日应摄入蔬果量为 500 g×2.48=1 240 g，拟定蔬菜 1 000 g、水果 240 g，其中芹菜 100 g、青椒 100 g、竹笋 100 g、冬瓜 100 g、海带 100 g、菜花 100 g、洋葱 100 g、茭白 100 g、蘑菇 100 g、菠菜 100 g、火龙果 240 g。

四、确定油脂的量

由食物成分表可知每日摄入各类食物提供的脂肪含量，将需要的脂肪总含量减去食物提供的脂肪量即为每日植物油供应量。

查食物成分表可知 100 g 籼米含脂肪 1.1 g，100 g 面粉含脂肪 2.2 g，100 g 玉米面含脂肪 1.5 g，则主食的脂肪含量为：

600 g×1.1%+500 g×2.2%+250 g×1.5%=6.6 g+11 g+3.75 g=21.35 g≈22 g

100 g 瘦猪肉含脂肪 7.9 g，100 g 鲫鱼含脂肪 1.6 g，100 g 鸡蛋含脂肪 10.5 g，100 g 牛奶含脂肪 3.1 g，100 g 北豆腐含脂肪 8.1 g，则副食的脂肪含量为：

200 g×7.9%+150 g×1.6%+200 g×10.5%+600 g×3.1%+200 g×8.1%=15.8 g+2.4 g+21 g+18.6 g+16.2 g=74 g

其余的脂肪由烹调用油提供：

186 g−22 g−74 g=90 g

五、编制食谱

根据计算的每餐主副食用量，编制一日食谱（见表 14-5），早餐、午餐、晚餐的能量分配在 30%、40%、30% 左右即可。

● 表 14-5　一日食谱

餐次	食物名称	原料名称	用量/g
早餐	馒头	富强粉	250
	玉米粥	玉米面	250
	水煮鸡蛋	鸡蛋	150
	牛奶	牛奶	600
	凉拌茭白	茭白	100
		芝麻油	10
午餐	米饭	籼米	600
	肉片青椒	猪肉（里脊）	50
		青椒	100
		食用油	10
	蘑菇炒肉	蘑菇	100
		猪肉（里脊）	50
		食用油	10
	芹菜炒肉	芹菜	100
		猪肉（里脊）	50
		食用油	10
	冬瓜海带豆腐汤	冬瓜	100
		海带	100
		北豆腐	100
		食用油	10
	火龙果	火龙果	150
晚餐	馒头	富强粉	250
	鲫鱼菠菜豆腐汤	鲫鱼	150
		菠菜	100
		北豆腐	100
		食用油	10
	竹笋炒肉	竹笋	100
		猪肉（里脊）	50
		食用油	10
	洋葱炒蛋	洋葱	100
		鸡蛋	50
		食用油	10
	炒菜花	菜花	100
		食用油	10
	火龙果	火龙果	100

第十五章

常见慢性病的中医健康管理

第一节 慢性胃炎

一、概念

西医中，慢性胃炎是指各种病因引起的胃黏膜的慢性炎症。我国目前采用国际上新悉尼系统的分类方法，根据病理组织学改变和病变在胃的分布部位，将慢性胃炎分为浅表性（又称非萎缩性）、萎缩性和特殊类型三大类。

中医认为，本病属中医"胃脘痛""脘胀""痞满""痰饮"的范畴。

二、症状

症状为中上腹部饱闷感或疼痛、食欲减退、恶心、呕吐、嗳气，萎缩性胃炎兼见消瘦、贫血、腹泻。

三、慢性胃炎的中医健康管理

1. 食疗方法

（1）生姜大枣粥。生姜3片，大枣15枚，粳米50 g，同煮粥食之，适于脾胃虚寒证。

（2）山药薏仁猪肚汤。山药30 g，薏仁50 g，猪肚100 g，料酒10 mL，葱、姜、盐、味精适量。先将猪肚、薏仁同煮30 min，再放入余料，煮15 min后即可食用。

（3）养胃莲子粥。莲子30 g，山药30 g，薏仁30 g，白扁豆30 g，大枣20枚，粳米100 g，同煮粥食之。

（4）脾胃虚弱者可用党参、云苓、白术与瘦肉煲汤。

2. 中医药调理方剂

（1）基本方。丹参12 g，蒲公英15 g，川楝子9 g，炒玄胡12 g，生山楂12 g。可以活血行瘀，清热解毒，消痞散结，柔肝缓急，和胃定痛。

（2）麦冬二参茶。枸杞子、麦冬、太子参、北沙参、玉竹各9 g，青果、生甘草各6 g。以上7味共研粗末置杯中，滚开水冲泡，加盖焖约10 min，待温度适宜后即可饮用。可以养阴益胃，适用于胃阴不足证。每日1剂，代茶饮用，不拘时温服。可长期饮用，出现任何怀疑与饮用该茶方所致的不适应立即停用。注意舌苔厚浊、偏腻的患者忌服。

3. 饮食起居注意事项

（1）规律饮食。定时定量，忌暴饮暴食，养成良好的饮食习惯，减轻胃部负担。三餐食不过饱，尽量做到"早餐要好，中餐要饱，晚餐要少"。注意食物搭配，有稀有干，有荤有素，进食时要细嚼慢咽，使食物在口腔内得到充分咀嚼，发挥唾液帮助消化的功能，以减轻胃部消化负担。睡前尽量少吃东西。晚餐后慢步30 min左右可以促进消化，餐后散步对慢性胃炎的人有一定的好处。

（2）注意饮食结构及质量。多吃易消化、高蛋白、高维生素、低脂低盐食物，如牛奶、豆腐、胡萝卜和发酵食物。少吃刺激性强的食物，如酸、辣、陈、臭、变质食物；少吃煎炸食物；少吃南瓜、土豆、糯米、坚果（花生、板栗等）等难以消化的食物；少饮浓茶、咖啡、酒。萎缩性胃炎患者，常伴有缺铁性贫血，应适当进食一些富含铁的动物内脏、肉类等。对贫血或营养不良者，在饮食中增加富含蛋白质和血红素铁的食物，如瘦肉、鱼、鸡等，并注意维生素C和B族维生素的补充，包括维生素B_{12}和叶酸，适量增加新鲜蔬菜和水果，如西红柿、茄子、红枣、绿叶菜，以提供充足的维生素C，帮助铁的吸收。

4. 慢性胃炎的预防

（1）讲究饮食卫生。瓜果在生长期间要浇水、施肥、喷洒农药，而在采集、搬运和出售过程中，易被细菌感染，以致许多瓜果的表皮都带有细菌、虫卵和化学农药。因此，瓜果在食用前必须用清水反复冲洗。

（2）养成良好的饮食习惯。良好的饮食习惯对慢性胃炎的预防和治疗有重要的意义。饮食规律，定时定量，细嚼慢咽。避免进食刺激性的食物，避免进食过量，少食肥、腻、辛辣、生冷的食物，少饮酒及浓茶，不要边走边吃食物，以免空气中的细菌和病毒随尘土污染食物，导致肠胃疾病的发生。

（3）生活规律化。注意劳逸结合，避免劳累，保持身心健康。

第二节　原发性高血压

一、概念

原发性高血压是以血压升高为主要临床表现的综合征，通常简称为高血压。高血压是多种心、脑血管疾病的重要病因和危险因素，影响重要脏器（如心、脑、肾）的结构与功能，最终可导致这些器官的功能衰竭。高血压病的形成与工作压力大、膳食结构不合理、生活不规律、烟酒过度、遗传等因素有关。

二、症状

高血压起病缓慢，早期常无症状，可偶于体格检查时发现血压升高，少数病人则在发生心、脑、肾等并发症后才发现。高血压病人可有头痛、眩晕、颈项板紧、疲劳、心悸、耳鸣等症状，也可出现视力模糊、鼻出血等较重症状。

三、高血压病的中医健康管理

1. 食疗方法

（1）山楂粥。山楂 40 g，粳米 100 g，砂糖 10 g。先将山楂入砂锅煎取浓汁，去渣，然后加入粳米、砂糖煮粥。可在两餐之间当点心服食，不宜空腹食用，以 7~10 天为一疗程。可以健脾胃，消食积，散瘀血，适用于高血压、冠心病、心绞痛、高脂血症以及食积停滞、腹痛、腹泻、小儿乳食不消等。

（2）桃仁粥。桃仁 10~15 g，粳米 50~100 g。先将桃仁捣烂如泥，加水研汁去渣，同粳米煮为稀粥。每日 1 次，5~7 天为一疗程。可以活血通经，祛痰止痛，适用于高血压、冠心病、心绞痛等。用量不宜过大，怀孕妇女及平素大便稀薄者不宜食用。

2. 中医药调理方法

（1）天麻。可以平肝熄风，适用于肝阳上亢所致的头痛、眩晕等症。常与川芎配伍，如天麻丸。若为湿痰眩晕，可配用半夏、白术、茯苓等健脾燥湿药物，如半夏白术天麻汤，每次 9~12 g。

（2）葛根。对于高血压伴有颈项强痛者疗效显著，每次 15~30 g。

（3）野菊花。可以清热解毒，有降低血压的作用，适用于治疗高血压病，可以单味煎服，亦可与夏枯草、草决明同用，每次 10~15 g。

（4）夏枯草。可以清肝火，散郁结，常用于治疗高血压病。对于有头痛、目眩、耳鸣、烦热、失眠等肝热症候者，可配伍决明子、黄芩、菊花等，水煎服，每次 15~30 g。

（5）罗布麻叶。可以平肝熄风清热，对消除头痛、头晕、头胀、失眠等症状有良好作用。以单味代茶饮用，每次 6~10 g。

（6）钩藤。可用于肝阳上亢所致的眩晕、头痛、目赤等症，常与石决明、白芍同用，每次 3~12 g。

3. 饮食起居注意事项

（1）保持精神愉悦。高血压患者要学会驾驭"七情"，即喜、怒、忧、思、悲、恐、惊，注意情志养生。做到清心寡欲，淡泊自然，情绪愉悦，体内气机升降运行和顺畅达，阴阳和谐平衡，血压也就自然而然地降至正常。

（2）起居有常。中医极为重视"起居有常，不妄作劳"的养生之道。高血压患者应做到有规律地生活，体力和脑力劳动都要适度。每天要保证 8~9 h 睡眠，午睡 30~60 min。

（3）饮食养生。高血压患者的饮食原则是一个字——淡。在清淡饮食的原则下，应做到粗细搭配，荤素相宜，品种多样，保持膳食平衡。

（4）合理运动。高血压患者运动养生贵在适度。无论选择何种锻炼项目，如散步、慢跑、太极拳、交谊舞、保健操、游泳等，都要根据自己的体质状况、血压高低，掌握好运动量，以感到浑身舒适为度，切莫盲目加大运动量。

4. 高血压病的预防

（1）减轻精神压力。调整心态，保持轻松愉快的情绪，避免过度紧张。正确处理好人际关系，养成豁达的性格，保持良好的精神状态。心情郁闷时，及时进行自我心理调节，要转移一下注意力，可使用放松疗法、散步、听音乐及有益的娱乐活动来松弛自己的情绪。

（2）合理饮食。饮食应以清淡为主，多吃水果蔬菜，控制总能量摄入，少吃富含脂肪的食品，少吃精细加工食品，少吃油炸食品，最好以清蒸、水煮等烹调方式来代替油煎及炒炸等。限盐补钾，食盐摄入量每日不超过 6 g，同时进食海带、紫菜等含钾丰富的食物。

（3）戒烟戒酒。尼古丁可收缩微细血管，使心跳加快，血压升高。喝酒尤其喝烈性酒对身体有害无益。

（4）合理运动。坚持运动和锻炼，适当的体育锻炼既可增强体质，又可维持正常体重，还可改善血液循环，使血压降低。对于中老年人而言，散步是一种既简便易行，又非常有效的运动方式。

（5）坚持定期体检。普通人，尤其是老年人，每年应体检 1 次。注意查体重、血糖、血脂、肝功能、肾功能以及心电图等。平时还应了解自己的血压，经常测量血压，尽量将血压控制在正常范围。

（6）病情观察。密切观察病情变化，出现血压急剧升高、剧烈头痛、恶心呕吐、烦躁不安、视力模糊、眩晕、昏迷等症状时立即就医。

第十六章

中医健康知识宣教

第一节 中医健康知识宣教概述

一、中医健康知识宣教的概念

中医健康知识宣教是指运用健康宣教策略告之、影响、激励公众、社区、组织机构（政府、非政府机构、社会团体等）、专业人员及决策者，促使相关个人及组织机构掌握中医健康知识与信息、转变态度、作出决定并采纳有利于健康的行为的干预活动。

中医健康知识宣教作为公共卫生、疾病治疗和康复以及健康教育与健康促进的基本策略和手段之一，发挥着越来越重要的作用。通过有效的中医健康知识宣教，可帮助人们了解中医健康知识，树立健康观念，掌握中医健康技能，养成有益于健康的行为和生活方式，从而提高健康素养，促进和维护人类的健康，提高生活质量。

二、中医健康知识宣教构成要素

1. **宣教者**

宣教者是健康知识宣教行为的引发者，即在健康知识宣教过程中是信息的主动发出者。在健康知识宣教过程中，宣教者可以是个人，也可以是群体或组织。

2. **受传者**

受传者是健康知识的接收者和反应者，是宣教者的作用对象，多个受传者的集体称为受众。在宣教过程中，传受双方的角色并不是固定不变的，一个人在发出信息时是知识宣教者，而在接收信息时又在扮演受传者的角色。

3. 健康信息

健康信息泛指健康知识宣教的一切内容。

4. 宣教媒介

宣教媒介又称宣教渠道，是将宣教过程中各种要素相互联系起来的纽带。

5. 反馈

反馈是指宣教者获知受传者接收信息后的心理和行为反应。反馈是体现宣教双向性和互动性的重要机制，其速度和质量依媒介不同而不同，是健康知识宣教过程不可缺少的要素。

6. 宣教效果

宣教效果是指受传者接收信息后，在认知、情感、态度、行为等方面发生的变化，通常意味着健康知识宣教活动在多大程度上实现了宣教者的意图或目的。

三、中医健康知识宣教活动的特点

中医健康知识宣教具有一切宣教行为共有的基本特性，也有其自身的特点和规律。

1. 中医健康知识宣教对宣教者有特殊的素质要求

作为中医健康知识宣教者，有特定的素质要求，需具有一定的中医医学或健康科学教育背景，负有健康宣教职能的机构和人员是中医健康知识宣教的主体。

2. 中医健康知识宣教传递的是中医健康信息

中医健康信息是一种卫生资源，泛指一切有关人的健康的中医知识、观念、技术、技能和行为模式。由于所传的信息关系到人的生命与健康，因此，科学性是健康宣教的第一要旨。

3. 中医健康知识宣教具有明确的目的性

以健康为中心，以满足目标对象的健康需求为出发点，中医健康知识宣教力图达到改变个人和群体的知识、态度、行为，使之向有利于健康方向转化的目的。依据健康宣教对人的心理－行为作用和实现改变的难易程度，可把健康宣教的效果分为知晓健康信息、健康信念认同、形成健康态度、采纳健康行为4个层次。

第二节 中医健康知识宣教的分类和策略

一、中医健康知识宣教的分类

1. 按宣教的对象和范围分，可将健康宣教活动分为人内健康宣教、人际健康宣教、群体健康宣教、组织健康宣教和大众健康宣教5种类型。

（1）人内健康宣教。又称自我宣教，主要研究宣教者和宣教对象的健康信念、态度、价值等心理过程对健康信息提供和利用行为的影响。其主要任务是通过学习健康相关政策、法规、知识、方法和技能，提高个体自身的健康素养。

（2）人际健康宣教。包括关注医患关系、开展健康咨询、行为指导、健康技能传授等。人际健康宣教可在居民家里、医院、学校、工作场所以及其他任何适宜的场所进行。

（3）群体健康宣教。个人所归属的社会网络和社会关系对个人的健康行为和健康状况会产生重大影响。健康宣教活动可以通过小群体的特定宣教形式传递健康信息。例如，组织糖尿病患者自我学习小组，开展同伴教育活动等。

（4）组织健康宣教。通过正式团体如协会、工作单位、学校、基层卫生机构等向其成员提供健康信息、行为支持以及开发促进行为改变的政策。在社区综合干预项目中，往往需要协调不同组织机构，动员专业人员和志愿者，分享相关健康信息，以促使综合健康服务的提供和相关健康危险因素的防控。

（5）大众健康宣教。健康信息通过大众媒体面向社会公众开展宣教，以促进健康知识普及和医疗保健实践。与社区密切合作，让社区全面参与到宣教活动中，是提高大众宣教效果的关键。

2. 按宣教渠道和媒体，可分为口语宣教、文字宣教、形象化宣教、民间文化宣教、电子媒介宣教、网络宣教和综合渠道宣教。

（1）口语宣教。通过面对面的口头交流，传递健康信息，如交谈、专题讲座、健康咨询、小组讨论等。口语宣教简便易行，针对性强，反馈及时，是开展健康教育的基本形式。

（2）文字宣教。以文字印刷形式传递健康信息，如卫生报刊、标语、传单、小册子、科普书籍、墙报等。印刷类宣教材料内容较系统，知识性强，易于保存，可批量生产，广泛散发，长期使用。

（3）形象化宣教。以具体、生动、形象的形式开展宣教，如海报、小画册、小折页，以及实物、模型等。这些材料图文并茂，内容直观，易于理解。

（4）民间文化宣教。把健康宣教与当地社区中的文化娱乐活动相结合，如民歌民谣、社区短剧、滑稽剧、节庆演出活动等。这种形式寓教于乐，参与性强，人们喜闻乐见。

（5）电子媒介宣教。利用电子传媒，实现了健康信息的远距离快速宣教和受众的广泛覆盖，包括广播、电视、电影、录像、多媒体等。

（6）网络宣教。数字技术的发展，互联网和电脑的普及使用，把分散的文字、图像、动画、声音等整合在一个交互宣教的网络系统，使健康宣教进入网络宣教时代。

（7）综合渠道宣教。围绕一个健康主题，集不同的宣教形式、媒介为一体，发挥其综合效应。如卫生展览，将实物、模型、图片配上文字陈列出来，供人们参观学习，形象直观；重大卫生宣传日活动，集街头咨询、发放宣教材料、义诊活动、文艺表演、媒体宣传报道等为一体，具有一定轰动效应。

3. 按宣教的符号，可分为语言宣教和非语言宣教。

4. 按宣教的效果，可分为告知宣教、说服宣教、教育宣教、应急宣教等。

二、中医健康知识宣教的常用策略

健康宣教策略是为达到某种预定目标，在特定时间内，通过某（几）种宣教渠道，向目标受众宣教特定健康信息，以获取某些预期效果的行动方案。健康宣教策略是健康宣教活动的指导思想和行动路径，往往要在开展充分的受众分析的基础上，兼顾科学性、有效性和适宜性，围绕预期目标研究制定。

1. 以大众宣教为主的健康宣教策略

（1）宣传性宣教策略。用于某些信息的广泛告知，基本为单向宣教活动，受众广泛。我国的卫生宣传工作基本属于此类。

（2）倡导性宣教策略。通过设定议题和舆论导向，提倡某种健康行为或生活方式，对社会公众的认知和行为施加影响，如倡导公共场所不吸烟、不暴饮暴食等。

2. 以人际宣教为主的健康宣教策略

（1）教育性宣教策略。运用教育学的原理和原则，对目标人群或受众进行教育，使目标人群或受众学习某些专门的知识和技能，或者转变对某种事物的认识和信念、态度等。

（2）训练性宣教策略。其目的是使宣教对象接受某种技能训练，提高操作能力。例如，对高血压患者进行中医健康的训练和指导。

（3）咨询性宣教策略。健康咨询以个别谈话为基本形式，宣教者利用个人的知识和经验答疑解惑，帮助宣教对象了解相关信息，作出行为决策。

（4）劝服性宣教策略。针对劝说对象的某些不正确的观点、态度和行为进行启发引导，说服其改变观点、转变态度或采纳健康的行为。

（5）指导性宣教策略。对某些个体或群体的学习过程、实际操作技能、健康行为实践给予具体指导。如社区医生对社区糖尿病患者中医自我管理小组活动进行必要的指导。

3. 综合性宣教策略

（1）将人际宣教与大众宣教结合运用的宣教策略。大众宣教和人际宣教各有特点，在工作中需要根据具体情况进行设计运用。一般情况下，大型健康宣教活动或社区健康促进综合干预项目往往需要将两类宣教活动结合进行。综合策略的运用可以发挥优势互补和相互促进的作用，有利于提高宣教效果。

（2）娱乐-教育策略。即"寓教于乐"，是一种群众喜闻乐见的健康宣教策略。娱乐-教育策略是将健康信息融入娱乐之中，以增加受众对某个社会健康问题的认识，赢得公众的支持，并改变其看法和行为。这一策略将健康宣教的形式与内容完美地融合与统一，兼具教育及娱乐的双重功能。

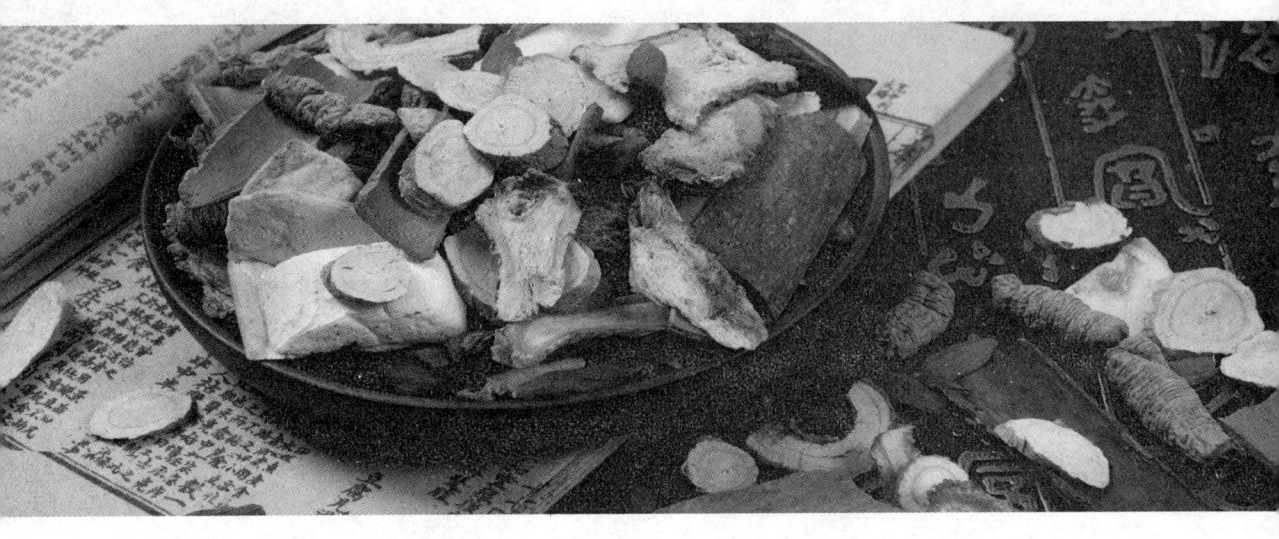

高级部分

第十七章

健康信息收集与健康干预

第一节 健康信息收集——访谈法

访谈法是中医健康管理师通过观察、与被管理者交谈，来收集资料的方法。访谈记录是记录访谈信息的重要工具，有格式化（如表17-1高血压患者随访表）和非格式化两种。

一、访谈记录的设计

1. 结构性访谈

结构性访谈也称标准式访谈，它要求有一定的步骤，由中医健康管理师按事先设计好的访谈调查提纲或表格依次向被管理者提问，并要求被管理者按规定标准进行回答。这种访谈严格按照预先拟订的计划进行，它最显著的特点是访谈提纲的标准化，可以把访谈过程的随意性控制到最小限度，能比较完整地收集到所需要的资料。

这类访谈有统一设计的调查表或访谈提纲，访谈内容已在计划中做了周密的安排。访谈计划通常包括访谈的具体程序、分类方式、问题、提问方式、记录表格等。由于结构性访谈采用共同的标准程序，信息指向明确，谈话误差小，故能以样本推断总体，便于对不同对象的回答进行比较、分析。这种访谈常用于正式的、较大范围的调查，它相当于面对面提问的问卷调查。一般来说，量的研究通常采用结构性访谈。

表 17-1 高血压患者随访表

高血压级别：□1级　□2级　□3级　　　健康档案号：

姓名		性别		年龄		本次随访血压	mmHg（□服药前　□服药后）
目前症状	□头痛　　□头晕　　□心悸　　□胸闷　　□胸痛 □烦躁　　□四肢麻木　　□视力模糊　　□面色苍白或潮红 □其他（请注明）　　　　□以上情况全无						
目前并发症情况	□脑卒中（发生日期：　　年　　月　　日） □心肌梗死（发生日期：　　年　　月　　日）						
最新健康状况（阳性体征、化验、心电图、体检结果等）								
药物降压治疗情况	药物名称1			用药方法1			
	药物名称2			用药方法2			
服药情况	□规律服药　　□不规律服药　　□不服药						
未规律服药原因	□经济原因　　□忘记　　□不良反应　　□不需要药物治疗 □其他						
非药物治疗措施							
转诊记录	□无　　□有						
	转诊医院			转诊原因			
随访医师处理及建议	血压目标值：　　　/　　　mmHg 1. 药物治疗：□维持原治疗　□调整治疗，调整建议是： 2. 膳食建议： 3. 体力活动建议： 4. 烟酒： 5. 其他：						
接受管理程度	□完全接受 □不完全接受 □不接受			下次随访时间：　　年　　月　　日			

本次随访患者签名（或家属代签名）＿＿＿＿＿＿＿＿
社区随访医师（签名）＿＿＿＿＿＿＿＿　　　　本次随访时间＿＿＿年＿＿＿月＿＿＿日

2. 非结构性访谈

非结构性访谈也称自由式访谈。非结构性访谈事先不制定完整的调查问卷和详细的访谈提纲，也不规定标准的访谈程序，而是由中医健康管理师按一个粗线条的访谈提纲或某一个主题与被管理者交谈。这种访谈是访谈双方相对自由和随便的访谈。这种访谈较有弹性，能根据中医健康管理师的需要灵活地转换话题，变换提问方式和顺序，追问重要线索。所以，这种访谈收集的资料深入、丰富。通常，质的研究、心理咨询和治疗常采用这种非结构性的"深层访谈"。

3. 半结构性访谈

半结构性访谈是一种介于结构性访谈和非结构性访谈之间的访谈。在半结构性访谈中，有调查表或访谈提纲，它有结构性访谈的严谨和标准化的题目，中医健康管理师虽然对访谈结构有一定的控制，但给被管理者留有较大的表达自己观点和意见的空间。中医健康管理师事先拟订的访谈提纲可以根据访谈的进程随时进行调整。在质的研究中，研究的初期多运用非结构性访谈，以了解被访谈者关注的问题和态度，随着研究的深入，逐渐进行半结构性访谈，对以前访谈中的重要问题和疑问作进一步的提问和追问。半结构性访谈兼有结构性访谈和非结构性访谈的优点，它既可以避免结构性访谈缺乏灵活性、难以对问题作深入探讨的局限，也可以避免非结构性访谈费时费力、难以作定量分析的缺陷。

在上述三类访谈中，格式化表格的访谈内容按要求记录在表格的相应位置。除此之外，都需另作访谈记录（见表17-2）。

格式化表格的设计与调查表设计要求相同。而非格式化访谈记录要有访谈的时间、地点、参加人员、被访谈者基本资料（姓名、性别等）、记录人和谈话内容等。

● 表17-2 访谈记录表

课题名称		组别	第　　小组
访谈主题			
访谈者		访谈日期	
访谈时间		访谈地点	
访谈对象信息			
姓名		职业	单位
联系地址		联系电话	
访谈目的：			

续表

拟采访的问题:
访谈记录（整理要点）:
访谈结果（是否达到了目的，解决了哪些问题，有哪些收获和体会）:
被访谈者的建议: 签名: 年　月　日

二、访谈的实施与技巧

1. 准备

访谈地点应选择在无其他人的办公室、咖啡厅；访谈时间在 1~2 h；较深入的访谈至少要三次；使用母语访谈；准备再次访谈的要留下铺垫。

2. 建立合作关系

建立访谈双方良好关系应注意以下几点：

（1）开门见山进行自我介绍。

（2）可事先通知被访谈者。

（3）采用肯定的约谈方式。

（4）服饰应让被访谈者接受。

（5）入乡随俗。

（6）充分尊重被访谈者。

（7）创造友好气氛。

3. 控制谈话的进行

控制谈话的进行应注意以下几点：

（1）提问要明确具体、通俗易懂。

（2）要适当控制话题方向。

（3）采用启发方式引导回答。

（4）适时插问。

（5）适当运用表情和动作。

（6）严格按计划进行访谈，不要随意离开主题，并注意问题之间的衔接。

（7）结束访谈时应表示感谢。

4. 记录访谈内容

一般当场记录应征得被访谈者的同意，记录下的内容要请被访谈者过目并核实签字。当场记录也可用录音、录像的方法。事后记录的优点是不破坏交谈气氛，使访谈能自由顺利进行；事后记录的缺点是有些内容可能会记不住或记不准而损失了有用的资料。

5. 访谈中的提问

敏感问题迂回谨慎；对于内向的被访谈者多问细节；第一句话闲聊（天气、衣服、个人兴趣）；多用开放型问题，少用封闭型问题；一句话问一个问题；问题要具体，避免过于抽象；追问不要在刚开始就频繁进行；不要隐瞒自己的无知。

6. 访谈中的听

访谈中要积极地听，接受地听和有情感地听。

7. 访谈中的回应

回应包括认可、重复、重组、总结，自我暴露，鼓励对方。应该避免的回应方式有论说式回应和评价式回应。

第二节 健康干预——心理干预

心理健康是人体健康的重要组成部分，心理健康与生理健康关系密切，对生理健康产生重要影响，心理的变化会引起生理的一系列变化。当心理状态长期处于不平衡状态时，正常的生理变化就会演变成病理变化，产生身心疾病。20世纪70年代中期以来，病死率最高的三大疾病都是心因性疾病，即脑血管病、心血管病、癌症。主要原因是：心理压力大，不良情绪体验多，长期处于应激状态中，导致自主神经功能紊乱，影响生理功能而产生障碍。因此对被疏导者及时进行心理疏导，促进心理健康，对于预防慢性病和促进健康都有重要作用。

一、心理疏导疗法概述

心理疏导疗法是将临床医学、基础医学、人文社会科学、心理学、教育学和行为科学的理论、方法融合、引入心理疏导领域而形成的疗法。中医健康管理师在与被疏导者交往过程中,对被疏导者的病态心理进行疏通引导,从而达到治疗和预防的目的。

心理疏导疗法强调在整个诊疗过程中充分调动被疏导者的主观能动性,使其树立自信心,引导被疏导者调整心态,解决自己的问题。

心理障碍和心身疾病患者情况复杂,个体差异大,心理疏导疗法不应照葫芦画瓢,应当采用"一把钥匙开一把锁"的因人而异的方法。心理疏导疗法要求疏导者不论面对何种疾病患者,都应强调一个"爱"字,对他们要满腔热情、体贴入微、关心备至,要千方百计地把他们从痛苦中解放出来,让他们幸福地生活。

二、心理疏导的目的

心理疏导的目的:根据被疏导者的心理特征,找出其心理冲突的主线,然后进行引导,使其体会到求得解脱的迫切感,启迪其良性的联想和逻辑思维,在潜在力量的驱使下,对于客观的现实生活采用一种新的逻辑思维方式,从而有效地抵御各种不利的心理或社会因素的刺激。

三、心理疏导的内容

心理疏导的主要内容有以下 3 点。

1. 向被疏导者提供相关心理知识,使其提高心理素质,以便更好地适应社会环境,保障心身健康。

2. 帮助被疏导者认识心理治疗的意义,使其在治疗中与疏导者积极合作,提供翔实的信息。

3. 帮助被疏导者及其家属正确处理有关心理障碍的一系列问题。

四、心理疏导的方法

1. 科学的疏导

疏导不是单纯说教，要针对被疏导者的不同病情和心理的改变，科学地分析。根据被疏导者的实际情况，采用通俗易懂的语言和乐于接受的形式，达到预期的效果。

2. 精湛的语言

语言是互相表达情感、交流思想的工具，每句话都会引起对方的心理反应，或迷惑不解，或凝神思索，或豁然开朗，或大彻大悟，需随时注意捕捉反馈信息。被疏导者的个性差异很大，其修养、能力、所处的环境及风俗习惯各不相同，因此，语言的运用应注意技巧。总的原则是：简练、生动、富于哲理。要准确地贯彻这个原则，必须注意：一是少讲术语，多用常用词语；二是少说套话，多用自然实在的语气，以免令人生厌。关键是要深入领会被疏导者的意图和希望，抓住其心理活动的主线。

3. 准确的分析

心理疏导的对象是患者，患者的心理活动往往十分复杂，时常会对疾病悲观，对生活厌倦，对接收的信息作出自己的主观判断、推理和分析。所以，帮助患者在现实社会中保持心身健康，是一个很复杂的综合工程。

4. 和谐的气氛

心理疏导重视环境优雅与气氛和谐，和谐的气氛往往能使心理障碍者心情舒畅，使患病者接受心理疏导更容易，效果更好。

5. 有效的引导

疏导者在疏导中不能将自己看成是局外人，而应将自己作为与被疏导者并肩作战的引导者。对于出现心理障碍的人来说，重要的不是从疏导者处得到有限的知识，而是在疏导者的帮助下学会运用这些知识，或者是从疏导者处找到一条寻求答案的道路，自己去解除负担，从而终身受益。

6. 坚定的实践

教育被疏导者不能只为了暂时的精神寄托，重要的是将解决心理障碍的方法应用于实践，不回避矛盾，面对疾病这一现实。如对肿瘤病人来说，面对死亡的威胁，逐渐树立增强自己解决矛盾的信心。这样才可以从根本上达到抵御疾病带来的刺激，在实践过程中使心理机能得到锻炼，适应自己周围的社会环境。

五、心理疏导的程序

如何做好心理疏导？如何解除心处逆境者的不安与忧虑？具体的方法是细致复杂的，难以用简单的公式表达清楚。通过临床实践，初步归纳出如下程序。

1. 建立特定的友好关系

被疏导者与疏导者经过交往和信息传递，由起初建立信心发展为产生信赖，而这种对疏导者的信赖又可进一步增强被疏导者的自信心。

2. 详尽的叙述

通过详尽的叙述，引导被疏导者敢于讲出心灵深处的矛盾，然后进行分析与综合，设计出对病态心理的疏导方案，进一步帮助被疏导者寻求并获得心理上的援助。

3. 创造轻松的环境氛围

对被疏导者叙述的问题和看法，要注意倾听，避免立即评论，更不要表现出漠不关心。应尽量创造出一种轻松的环境氛围。

4. 做到认识与实践同步

做到认识与实践同步既可以引发被疏导者的信任，又可以解决其心理上的实际问题，要让他们从亲身的经历中获得希望，对他们取得的每一点进步，都要予以肯定、鼓励和支持，以增强其必胜的信心。

5. 统筹兼顾

疏导作为一种科学的、实践的学问，不能只强调某一方面，而忽视其他方面。要统筹兼顾，突出重点矛盾，建立一个完整的系统。

6. 找出症结

对疾病的预后不要过于悲观。帮助被疏导者查明导致心理障碍、心理危机、心身疾病的根源，找出由量变引起质变的关键因素。

7. 制订心理疏导方案

六、心理疏导的注意事项

1. 注意减少被疏导者对疏导者的依赖性，帮助被疏导者培养独立解决问题的能力。
2. 疏导者主要起支持引导作用。
3. 从各方面帮助被疏导者树立自信心。

4. 疏导的重点应放在心理逆境上。

5. 注意摸清全面的情况，必要时改变周围的环境和条件。

七、心理疏导的基本原则

疏导者应根据个体的经验和被疏导者的个性、知识水平、认知方式、价值观以及所患心理障碍的特点，选择针对性强且被疏导者易于接受的心理治疗方法，充分鼓励被疏导者发挥主动性、积极性。

八、心理疏导的基本要求

1. 对疏导者的基本要求

对被疏导者有强烈的同情心或认同感；掌握医学、社会学、心理学等多门知识；具备敏锐的感知觉和正确的判断能力；具有较丰富的社会经验；具有健康的心理与态度；维护被疏导者的利益并为他们的隐私保密；具有熟练的人际交往技巧及言语技巧。

2. 对被疏导者的基本要求

乐意接受心理治疗；能和疏导者较好地配合；能正确表述主观感受。

3. 对治疗环境及时间的要求

专门的治疗室；治疗室整洁、宁静、安全，无干扰，便于交谈；每次治疗时间 30～60 min。

九、心理疏导的主要形式

1. 个体疏导

个体疏导是基本的、传统的形式。个体疏导的优点是易于深入，可灵活处理。

2. 集体疏导

集体疏导指对一组被疏导者集体进行心理疏导，一般 10～15 人一组，最多不超过 50 人。集体疏导前疏导者应充分准备。集体疏导常常采用讲座的形式，也可采用被疏导者的现身说法，谈系统感受与经验。集体疏导的优点是：被疏导者积极参与，宣传力度大，被疏导者间的相互良好影响有渗透作用，感染力强，经过集体疏导后也能促进个体疏导。

第十八章

健康风险评估

第一节 心理评估

心理评估是采用心理学的理论和方法对人的心理品质及水平作出评定,即对心理过程和人格特征等内容,如记忆、情绪、意志、智力、性格等的状态、特征和水平作出实际的评价。常用的方法有观察法、会谈法、调查法、作品分析法和心理测验法等。

心理测验法是用心理学的理论和技术对人们的心理状态和行为表现进行客观的标准化的测量。它用数字或范围来对人的心理及行为活动进行描述。此法可以对心理现象的某些特定方面进行系统评定,并采用标准化、数量化的方法,所得结果与常模进行比较,可避免一些主观因素的影响,所以心理测验是心理评估中最常用的且较科学的测试方法。

一、抑郁评估

抑郁是一种现实丧失或预期丧失引起的消极心情。患病时因为失去健康或社会功能的丧失而产生抑郁情绪。病人抑郁情绪的表现方式是多种多样的,如故作姿态、极力掩饰、少言寡语、对外界任何事物都不感兴趣,有的会自暴自弃、放弃治疗,甚至出现绝望情绪,产生轻生的念头。

抑郁性障碍是以显著而持久的心境低落为主要特征的一组疾病。临床上主要表现为情感低落，伴有相应的认知和行为改变，包括抑郁发作和持续性心境障碍，常有复发倾向。

1. 抑郁自评量表

抑郁自评量表（SDS）能相当直观地反映病人抑郁的主观感受，已广泛应用于门诊病人的粗筛、情绪状态评定以及调查和科研工作中。

抑郁自评量表由评定对象自行填写。要求评定对象把整个量表的填写方法及每个问题的含义都弄明白，然后作出独立的、不受任何人影响的自我评定。评定的内容是评定对象过去一周的实际感受。

2. 抑郁自评量表说明

SDS 共包含 20 个项目，每个项目按照"很少有""有时有""大部分时间有"和"绝大部分时间有" 4 个级别进行自我评定，并按 1~4 分计分，即 1 为很少有，2 为有时有，3 为大部分时间有，4 为绝大部分时间有。其中，第 2、5、6、11、12、14、16、17、18、20 项为反评题，按 4~1 分计分，其余为正评题，按 1~4 分计分。

3. 抑郁自评量表的分析

SDS 的分析方法简单，评定结束以后，把 20 个项目的分数相加，即得到总粗分，然后将总粗分乘以 1.25 后取整数部分，就得到标准分。按照中国常模结果，SDS 总粗分的分界值为 42 分，标准分为 53 分。分数越高，抑郁倾向越明显。

二、焦虑评估

当人患病后，生理和心理都会感受到威胁，故产生焦虑情结。调查发现 63% 的内科病人出现焦虑。由于对疾病的担心，对病因、转归、预后的不明确可导致与疾病有关的焦虑。医院的陌生环境、抢救病人的紧张气氛以及病人所见所闻也是引起焦虑的重要因素。焦虑可表现为担忧、易激惹、睡不好觉、吃不好饭、生气或任性。有时也会出现一些反常行为，如突然梳洗打扮、理发刮脸、狼吞虎咽地吃东西、在病房来回走动等。

焦虑症以广泛和持续性焦虑或反复发作的惊恐不安为特征，常伴有自主神经紊乱、肌肉紧张与运动性不安，临床上分为广泛性焦虑和惊恐发作。

1. 焦虑自评量表

焦虑自评量表（SAS）能相当直观地反映病人焦虑的主观感觉，使用者也不需经过特殊训练。SAS 多用于门诊病人的粗筛、情绪状态的评定以及一般人群的流行病学调查等。

2. 焦虑自评量表填写说明

焦虑自评量表由评定对象自行填写。要求评定对象把整个量表的填写方法及每个问题的含义都弄明白，然后作出独立的、不受任何人影响的自我评定。评定的内容是评定对象过去一周的实际感受。

3. 焦虑自评量表评分

SAS 共包含 20 个项目，按 4 级评定，1 为偶有或无，2 为有时，3 为经常，4 为持续。其中，第 5、9、13、17、19 项为反评题，按 4～1 分计分，其余为正评题，按 1～4 分计分。

评定结束以后，把 20 个项目的分数相加，即得到总粗分，然后将总粗分乘以 1.25 后取整数部分，就得到标准分。

按照中国常模结果，SAS 总粗分的正常上限为 40 分，标准分为 50 分。分数越高，焦虑倾向越明显。

第二节　行为改变阶段判断

行为改变理论发展的超理论模式已被广泛研究和应用，超理论模式认为健康行为的改变和进步要经历几个阶段。行为阶段模型认为，可以把人的行为分割成一些阶段，每个人处于不同的阶段中，而且人们可以在不同的阶段之间移动，来实现期望要做的行为。用行为阶段模型设计的干预措施，是在不同的行为阶段采取特定的干预。

一、行为改变阶段

已得到广泛认可的行为改变的五个阶段为考虑前期阶段、认真考虑阶段、准备阶段、行动阶段和维持阶段。

1. 考虑前期阶段（意向前期）

当事人并没有打算在近期内改变自己的某种行为方式，他们通常会把改变的期限定为 6 个月。处于考虑前期阶段的人们一般并不认为他们的行为方式存在着什么不妥，即便在别人（如他的家人、员工等）看来问题已经非常严重。

2. 认真考虑阶段（意向期）

人们往往已经意识到他们的行为方式存在很大的问题，而且准备在近期内（一般为 6 个月）对自身行为作出改变。

3. 准备阶段（准备期）

人们希望马上改变自身行为方式（通常期限在下个月内），或者是他们已经在尝试着对自身行为方式作出改变，例如减少每天的吸烟量或是偶尔参加一些体育活动。

4. 行动阶段（行动期）

人们往往会为自己指定某个指标水平（如每周锻炼 3 次，每次 20 min 或者更长时间，或是 6 个月内不吸烟），并积极地改变自身行为。

5. 维持阶段（维持期）

当一个人对自身行为的改变已经维持一段时间（在实际操作中通常把这一时间定为 6 个月或更长），就可认为处于维持阶段。

大量研究结果把这五个阶段的发生定义为一个循环往复的过程，这似乎更为恰当。人们会以各自不同的速度，在这几个阶段中一遍又一遍地循环重复。通常人们处于前几个阶段的时间会相对长一些，而且往往会在行动阶段或维持阶段功亏一篑，而不得不再次重复前边的几个阶段，即考虑前期阶段、认真考虑阶段、准备阶段。

二、判断行为改变阶段

在使用行为改变阶段模型时，要通过评估确定管理对象所处的行为改变阶段，应该先作一些小调查（比如简短的谈话或问卷调查）来了解人们处于哪个行为改变阶段；然后，针对每个具体的人所处的阶段确定有针对性地帮助他改变行为的方法。比如："是不是读过与身体锻炼有关的文章？对身体锻炼有多深的了解？"如果答案是"否"，说明此人处于考虑前期阶段，就可以采用意识觉醒方法。

还可以要求管理对象做一份问卷调查表，回答下列问题。

（1）我现在不锻炼。　　　　　　　　　　　A 是　　B 否
（2）我打算在未来的 6 个月内开始锻炼。　　A 是　　B 否
（3）我现在就在进行有规律的锻炼。　　　　A 是　　B 否
（4）我已经进行有规律的锻炼并保持了 6 个月。　A 是　　B 否

根据问卷答案判断：

如果第 1 题 = 是，并且第 2 题 = 否，那么阶段 = 意向前期；
如果第 1 题 = 是，并且第 2 题 = 是，那么阶段 = 意向期；

如果第1题=否，并且第3题=否，那么阶段=准备期；

如果第3题=是，并且第4题=否，那么阶段=行动期；

如果第3题=是，并且第4题=是，那么阶段=维持期。

只有把行为改变阶段与行为改变方法密切地结合起来，才能有效地帮助人们从一个行为阶段转变到下一个行为阶段。

多数情况下阶段评估以沟通方式完成，不宜过多使用问卷（问卷仅适合规模调查或某一特定评估）。过多使用问卷调查会增加管理对象合作的障碍，口头沟通形式更有利于中医健康管理师了解具体情况，包括管理对象个人对事物的认识、理解和态度，而问卷无法替代人与人的沟通。此外，面对面的沟通可以增进彼此了解，有利于管理对象建立良好的依从性。

第十九章 灸法

第一节 灸法分类

一、艾炷灸

艾炷灸是将艾炷（见图19-1）点燃后放置在施灸部位皮肤上施灸的方法。艾炷灸根据是否与皮肤直接接触可分为直接灸和间接灸。

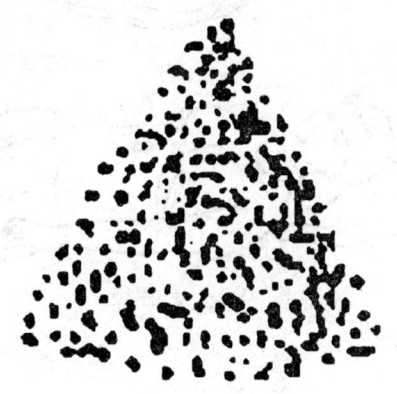

图 19-1 艾炷

1. 直接灸

直接灸（见图19-2）是将艾炷直接放置于施灸部位皮肤上烧灼的方法。根据灸后有无烧伤化脓，艾炷灸可分为化脓灸和非化脓灸。

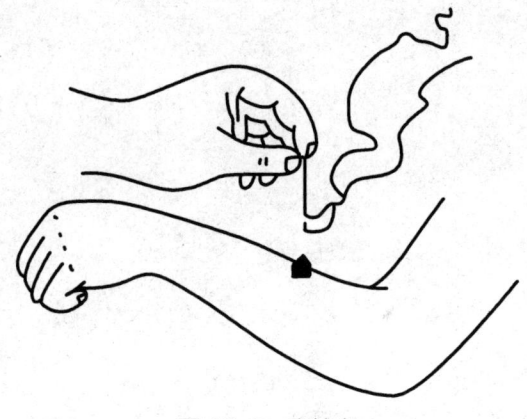

图 19-2 直接灸

2. 间接灸

间接灸（见图 19-3）又称隔物灸、间隔灸，是在艾炷与皮肤之间衬垫某些药物而施灸的一种方法。此法具有艾灸与药物的双重作用，火力温和，受术者易于接受。

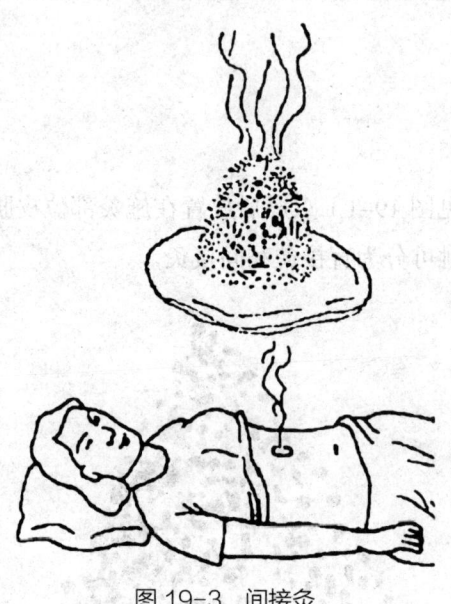

图 19-3 间接灸

二、艾条灸

1. 悬起灸

悬起灸（见图 19-4）是手持艾条悬于穴上施灸的方法，又分为温和灸、雀啄灸和回旋灸三种。一般每次灸至皮肤温热潮红。

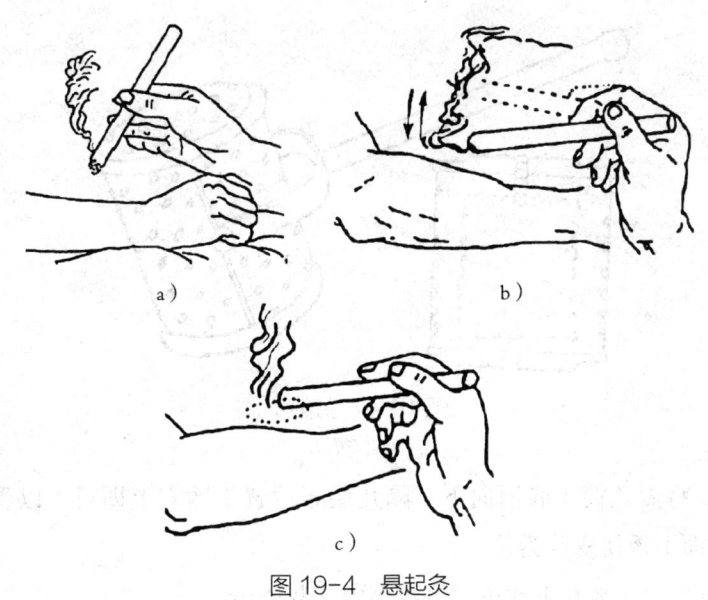

图 19-4 悬起灸

a）温和灸 b）雀啄灸 c）回旋灸

2. 实按灸

实按灸（见图 19-5）是用加药艾条施灸。因实际需要不同，艾条里掺进的药品也不同，实按灸又分为雷火针灸、太乙针灸等。之所以称为"针"，是因为操作时，将加药艾条实按在穴位上，犹如针刺，故名。操作时，在施灸部位铺上 6～7 层棉纸或布，将艾条点燃，对准穴位按下，稍停 1～2 s，使热气透达深部；若艾火熄灭，可再点再按，每次每穴按灸 5～7 下，至皮肤红晕。实按灸适用于风寒湿痹、痿病及阳虚证。

3. 温灸器灸

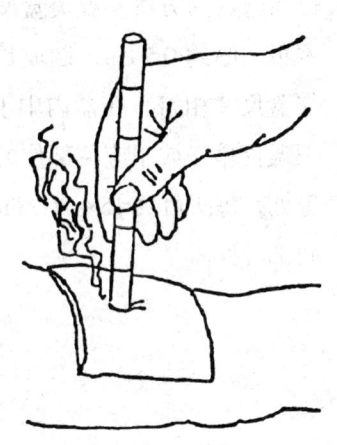

图 19-5 实按灸

温灸器是专门用于施灸的器具，用温灸器施灸的方法称为温灸器灸。目前临床常用的温灸器有温灸筒、温灸盒等。

（1）温灸筒灸。温灸筒（见图 19-6）式样很多，大多底部有数十个小孔，内有小筒一个，可以装艾绒和药物施灸。

1）装艾。取出温灸筒的内筒，装入艾绒至大半筒，然后用手指轻按表面艾绒，但不要按实。

2）点火预燃。将内筒装入外筒，用火点燃中央部的艾绒（不能见火苗），放置室外，灸筒底面烫手而艾烟较少时，可盖上顶盖，取回施用。必须注意，预燃不足则施灸时艾火易灭，预燃过度则使用时艾火不易持久。

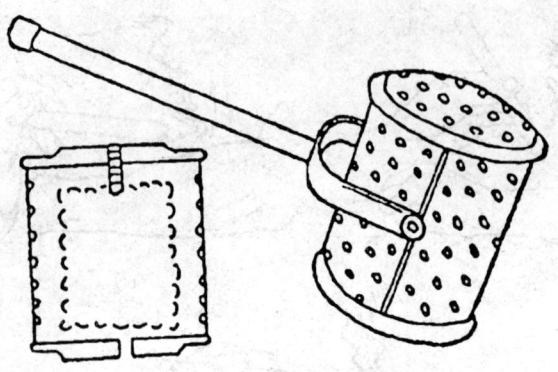

图 19-6　温灸筒

3）施灸。将温灸筒（底面向下）隔几层布放置于腧穴上即可，以受术者感到舒适，热力足够而不烫伤皮肤为佳。

4）灸后处置。一般在下次灸时再将筒内艾灰倒出。

（2）温灸盒灸。温灸盒灸是用一种特制的盒形木质灸具，内装艾卷固定在一个部位而施灸的方法。温灸盒按其规格分大、中、小3种。温灸盒的制作：取规格不同的木板，厚约0.5 cm，制成长方形木盒，下面不安底，上面制作一个可随时取下的盖，与盒尺寸相符，在盒内中下部安一铁网，距底边 3~4 cm，如图 19-7 所示。施灸时，把温灸盒安放于应灸部位的中央，点燃艾卷后，置铁网上，盖上盒盖，放置于穴位或患处，每次可灸 15~30 min。此法适用于较大面积的灸治，尤其适于灸治腰、背、臀、腹部等处。

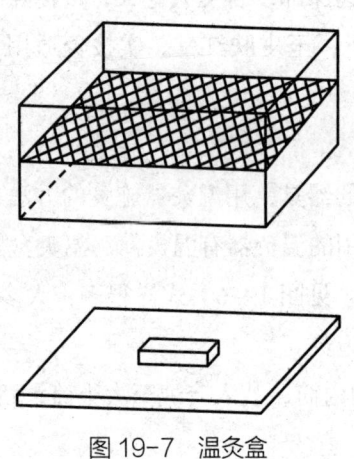

图 19-7　温灸盒

第二节 灸法保健的适应证、禁忌证及注意事项

一、灸法保健的适应证与禁忌证

1. 适应证

灸法的适用范围较广，多用于虚证、寒证、阴证，如支气管哮喘、慢性支气管炎、风湿及类风湿性关节炎、强直性脊柱炎、颈椎病、偏头痛、肩周炎、肘关节炎、坐骨神经痛、各种腰腿痛和关节痛、妇女卵巢囊肿、输卵管炎症、宫冷、带下、痛经、子宫脱垂、盆腔炎、乳腺肿瘤、胃痛、胃下垂、脂肪肝、肝炎、肾炎、各种肠炎、失眠多梦、早泄、尿频、脱肛、二便失禁、四肢厥冷、贫血、低血压等。

2. 禁忌证

热证、实证、阴虚阳亢、邪热内炽者，慎用灸法。另外，对于过饱、过饥、过劳、醉酒、大渴、大怒等，亦不宜灸治。

二、灸法保健的注意事项

1. 合理选择施灸方法

（1）因人而异。如老年人、小儿尽量少用或不用直接灸；糖尿病患者则禁用直接灸；不同的人体部位也应有所不同，如面部宜用艾条悬起灸或艾炷间接灸等。

（2）因病而异。随着灸法的发展，出现了专病专法化的趋势，所以在选用灸疗时也要充分考虑此点。如用灯火灸治疗流行性腮腺炎效果较好，用铺灸治疗类风湿性脊柱炎效果较好。

2. 严格掌握施灸剂量

灸量是指灸疗对肌体刺激的规模、程度、速度和水平等，它取决于施灸的方式、灸炷的大小、壮数的多少、施灸时或施灸后刺激效应的时间等因素，大致包括以下几方面。

（1）因天时、地理定灸量。如冬日灸量宜大，方能祛寒通痹，助阳回厥。北方冬季寒风凛冽，灸量宜大；南方气候温暖，灸量宜小。

（2）因年龄、体质、性别定灸量。不同的年龄、体质和性别，其阴阳气血的盛衰及对灸的耐受性不同。如青壮年、体质强壮者灸量宜大，老人妇幼、久病体弱者灸量宜小。

（3）因病情、病性定灸量。病深痼疾，一般灸量宜大。而老年或体弱者的保健灸，灸量宜小，但须坚持日久。病在浅表，灸量可小；病在内，则灸量宜大。痈疽虽发于体表，但病根在内，故灸量亦须大。

（4）因所取部位定灸量。所取穴位皮肉浅薄者宜以小灸量，皮肉厚实者宜以大灸量。

（5）因灸炷大小定灸量。灸炷的大小，古籍述之颇详。《备急千金要方》记载："灸不三分，是谓徒冤，炷务大也。"要求艾炷底部直径不小于 1 cm，此是针对间接灸而言；若直接灸则不然，艾炷可小至粟粒大。在施灸时，通过选择适当大小的艾炷以控制灸量。

（6）因受术者感觉定灸量。受术者感觉分两类：一类为施灸后的灼热感，根据不同病情，有的仅要求有温热感，有的则要求有烫灼感，可按受术者口述而加以控制；另一类为灸的传导感觉，如隔蒜灸中的铺灸治疗虚劳顽痹，须灸至受术者自觉口鼻中有蒜味时停灸。

（7）因施灸次数定灸量。对体质差者及头部、四肢等肌肉浅薄处，可以通过报灸的方式控制灸量，以防止不良反应，取得预期效果。

3. 施灸的先后顺序

一般来说，施灸的时候先灸阳经，后灸阴经；先灸背部，后灸腹部；先灸上部，后灸下部；先灸头部，后灸四肢；施灸壮数先少后多。

4. 施灸的补泻方法

（1）艾炷灸的补泻。艾炷灸补法即点燃艾炷后，不吹艾火，待其徐燃自灭，火力微而温和，且时间宜长，壮数较多，艾炷大，灸治完毕后用手按压施灸穴位，谓之真气聚而不散，起到温通经脉、驱散寒邪、扶阳益气、行气活血、强壮机能的温补作用。艾炷灸泻法即点燃艾炷后，速吹旺其火，火力较猛，快燃快灭，当受术者感觉局部烧灼发烫时，即迅速更换艾炷再灸，其灸治时间较短，壮数较少，艾炷小，施灸完毕后不按其穴，可使火毒邪热由肌表而散，从而达到以热引热的目的。一般而言，虚证可以用灸的补法，而实证可以用灸的泻法。艾炷灸的补泻关键在于操作上的徐疾和艾火的大小及艾炷的多少。

（2）艾条灸的补泻。艾条灸的补泻，关键在操作技术上。用艾条温和灸或回旋灸，每穴每次 3~5 min，可起到促进生理机能、解除过度抑制、引起正常兴奋的作用，即为补法。而用艾条雀啄灸，每穴每次 5~7 min，60~100 下，并可根据病情适当延长时间或增加灸的强度，可起到镇静、缓解、制止、促进正常的气血运行等作用，即为泻法。另外，施补法时，艾条宜小而细；施泻法时，艾条宜大而粗。

5. 施灸的禁忌

（1）心脏搏动处，大血管处，皮薄肌少、筋肉积聚部位，妊娠期妇女下腹部以及腰骶部，睾丸、乳头、阴部不可灸；颜面部不宜直接灸；关节活动处不能瘢痕灸。

（2）昏迷、感觉迟钝或消失者，应注意勿灸过量，避免灼伤。

（3）非化脓灸时，可因施灸过度致局部出现水疱。若水疱不大，可涂甲紫药水，并嘱患者不要抓破，一般数日后可自行吸收；若水疱过大，可用消毒针具刺破水疱放出内液，外用无菌敷料保护，可数日痊愈。

（4）化脓灸时，在化脓期间或灸后起疱破溃期，应忌酒、鱼及刺激性食物。

（5）施灸时要专心致志，耐心坚持。

（6）施灸时要注意体位、穴位的准确性。

（7）施灸时一定要注意用火安全。

（8）要注意保暖和防暑。因施灸时要暴露部分体表部位，在冬季要保暖，在夏天高温时要防中暑，同时还要注意室内温度的调节。

（9）注意施灸温度的调节。对于皮肤感觉迟钝者，以食指和中指置于施灸部位两侧，以感知施灸部位的温度。

第二十章

推拿保健

推拿保健要达到良好的效果，关键在于两个方面：一是部位能否找准，包括按摩施治的关节、筋肉、腧穴等部位；二是手法是否到位，包括手法的动作、程序、要领、注意事项等方面。推拿手法是指以特定技巧和规范性动作在人体体表操作的一种特殊技能，主要用于伤残及功能障碍和保健强身。推拿手法一般可以根据其动作要求分为摆动、挤压、摩擦、叩击、振颤及运动关节六大类手法。

第一节 摆动类手法

通过腕关节有节奏的摆动，使产生的力轻重交替、持续不断地作用于所施部位的手法归类为摆动类手法，主要包括㨰法、揉法和一指禅推法3种。

一、㨰法

㨰法是指用手背近小指侧部分或小指、无名指、中指的掌指关节等，附着在一定部位上，运用腕关节的屈伸和前臂的旋转做连续滚动的手法，如图20-1所示。

1. 操作方法

㨰法是由腕关节的屈伸运动和前臂的旋转运动复合而成的。伸屈腕关节是以第二到第四掌指关节背侧为轴来完成的；前臂的旋转运动是以手背的尺侧为轴来完成的。

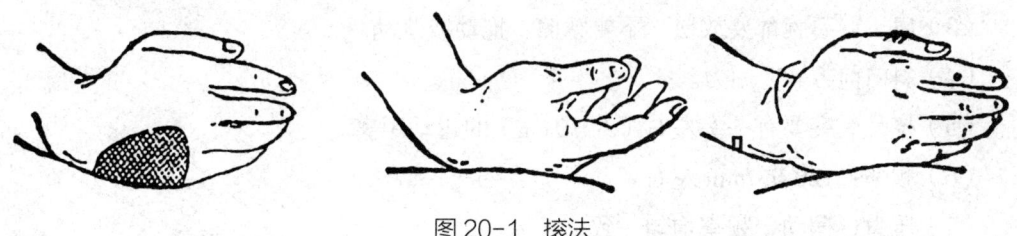

图 20-1 滚法

因此滚法的吸定点是上述两轴的交点,即小指掌指关节背侧,这点附着在一定部位,以肘部为支点,前臂做主动摆动,带动腕部做伸屈和前臂旋转的复合运动。

滚法包括侧掌滚法、握拳滚法等,如图 20-2、图 20-3 所示。

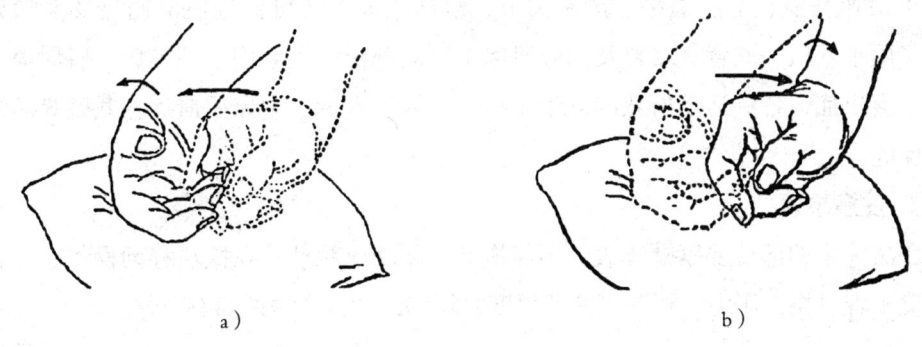

图 20-2 侧掌滚法

a)屈腕和前臂旋前 b)伸腕和前臂旋后

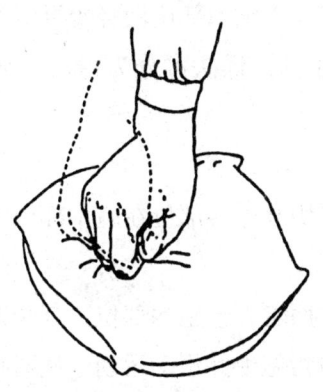

图 20-3 握拳滚法

2. 动作要领

(1)手半握拳(空拳)。

(2)前臂与施术部位成 30°,肘自然屈曲 120°。

（3）肩、臂、腕都要放松，不要摩擦、拖动或跳动。

（4）斜向前方45°用力。

（5）桡骨茎突要有一拳左右（约10 cm）的运动距离。

（6）频率：120 次/min 左右。

（7）压力、摆动、频率均匀一致。

（8）"㨰三回一"：㨰法对体表产生轻重交替的刺激，前㨰和回㨰时着力轻重之比约为3：1。

3. 康复保健应用

㨰法是推拿流派的代表手法，具有接触面积广、压力大、刺激平和舒适等特点。㨰法可活血祛瘀、舒筋通络、滑利关节、解痉止痛，还可促进血液循环及消除疲劳等，多用于颈项、肩背、腰臀及四肢肌肉丰厚的部位，主要用于颈椎病、肩周炎、腰椎间盘突出症、各种运动所致的软组织损伤、慢性疲劳、中风后遗症、截瘫等病症的康复保健。

4. 注意事项

手法吸定的部位要紧贴体表，不能拖动、碾动或跳动；在㨰法移动操作时，移动的速度不宜过快；压力、频率、摆动幅度要均匀，动作要协调而有节律。

二、揉法

揉法是指以肢体某部位着力于施术部位做轻柔灵活的左右或环旋揉动并带动皮下组织的手法。根据着力部位不同，揉法可分为指揉、掌根揉、鱼际揉、前臂揉、肘揉等。

1. 操作方法

施术者体态自然、舒展，用肢体某部位在施术部位上做富有节奏的环旋揉动，亦可做上下或左右揉动。

（1）拇指揉法。拇指螺纹面着力于施术部位，其余四指放于合适部位助力，腕关节微屈，以腕关节为支点，拇指施力并主动运动，使拇指在施术部位做连续的环转揉动，如图20-4所示。

（2）中指揉法。中指伸直，食指搭于中指远端指间关节背侧，腕关节微屈，用中指螺纹面着力于施术部位或穴位上，以肘关节为支点，前臂做主动运动，通过腕关节使中指螺纹面在施术部位做轻柔的小幅度的环旋运动，如图20-5所示。

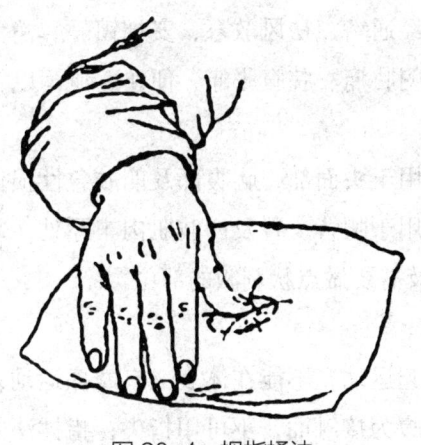
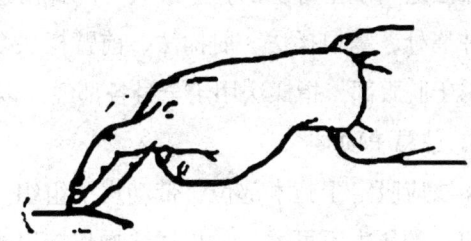

图 20-4 拇指揉法　　　　　图 20-5 中指揉法

（3）掌根揉法。肘关节微屈，腕关节放松并略背伸，手指自然弯曲，以掌根附着于施术部位。以肘关节为支点，前臂做主动运动，带动腕及手掌连同前臂做小幅度回旋揉动，并带动该处的皮下组织一起运动，如图 20-6 所示。另外，还有全掌揉，是以整个掌面着力，操作原则同掌根揉法。

（4）大鱼际揉法。沉肩，垂肘，腕关节放松，呈微屈或水平状。拇指内收，其余四指自然伸直，大鱼际附着于施术部位上，以肘关节为支点，前臂做主动运动，带动腕关节摆动，使大鱼际做轻柔缓和的环旋揉动，并带动施术部位组织一起运动，如图 20-7 所示。

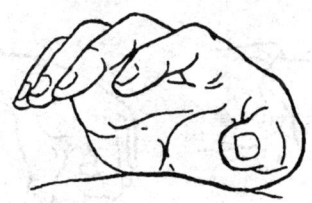
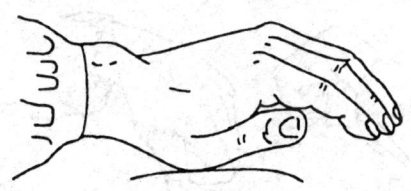

图 20-6 掌根揉法　　　　　图 20-7 大鱼际揉法

2. 动作要领

（1）操作时腕关节放松，压力轻柔、恒定，动作协调，有节奏。
（2）所施压力不宜过大，而且不能有体表的摩擦运动。
（3）往返移动应在吸定的基础上进行。
（4）须带动皮下组织一起运动。
（5）频率为 120～160 次/min。

3. 康复保健应用

揉法是推拿临床常用手法之一，具有轻柔缓和、刺激平和舒适的特点。揉法可宽胸理气、健脾和胃、活血散瘀、消肿止痛、温经通络、祛风散寒、安神镇静、消食导滞等，主要用于头痛、眩晕、失眠、面瘫、胸闷胁痛、脘腹胀痛、便秘、泄泻以及腰背、四肢软组织损伤等病症的康复保健。

揉法适用于全身各部，一般大鱼际揉法适用于头面部、胸腹部及四肢急性损伤所致的肿痛处，掌根揉法、肘揉法、前臂揉法多用于腰背、臀及四肢肌肉丰厚处，掌揉法常用于脘腹部，指揉法用于全身各部经穴以及需要做点状刺激的部位。

4. 注意事项

揉法应吸定于施术部位，带动皮下组织一起运动，不能在体表上有摩擦运动；操作时向下的压力不可太大；指揉法操作应以指腹为接触面，不可用指尖；指揉法的幅度要小，频率要快。

三、一指禅推法

一指禅推法是指用拇指螺纹面或桡侧偏峰着力于施术部位，通过前臂主动摆动，带动腕和拇指做持续不断的节律性摆动的手法。

1. 操作方法

（1）一指禅拇指推法。以拇指的指端螺纹面为着力面，通过腕部摆动带动拇指关节的屈伸活动，使轻重交替且持续之力作用于部位，如图20-8所示。

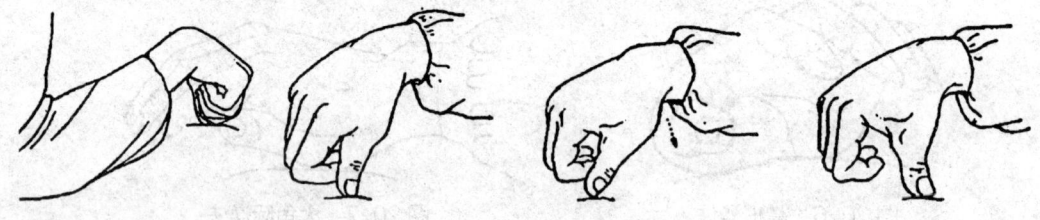

图20-8　一指禅拇指推法

（2）一指禅偏峰推法。以拇指桡侧偏峰着力，拇指自然伸直内收，其余四指掌指部伸直，腕关节略微伸平，动作要求同上。

2. 动作要领

（1）沉肩：肩关节放松。

（2）垂肘：肘关节自然下垂。

（3）悬腕：腕关节自然悬曲，在保持腕关节放松的情况下，尽量使腕关节悬曲90°。

（4）掌虚：手掌部与其余四指放松，自然弯曲。

（5）指实：拇指自然着力，使拇指螺纹面吸定于一点，不可摩擦。

（6）蓄力于掌，发力于指。

（7）摆动方向左右偏40°，频率为120次/min左右，柔和均匀地用力。

（8）以肘关节为支点。

（9）紧推、慢移：移动时要在吸定的基础上做到缓慢、均速、均压。

3. 康复保健应用

一指禅推法是一指禅推拿流派的代表手法，具有接触面积小、深透性好、刺激柔和、应用广泛等特点。它可舒经活络、调和营卫、祛瘀消积、开窍醒脑等，主要用于全身各经络、穴位及各种线状与点状部位。一指禅拇指推法多用于躯干或四肢等部位，一指禅偏峰推法多用于颜面部或颈项及四肢部。一指禅推法主要用于头痛、失眠、面瘫、高血压、消化道疾病以及关节酸痛等病症的康复保健。

4. 注意事项

操作一指禅推法时姿势端正，心和神宁，动作到位；注意力不可分散，不要耸肩用力，肘部不可外翘，拇指端或螺纹面与施术部位不要形成摩擦移动或滑动。

第二节　挤压类手法

挤压类手法包括按压与捏拿两类手法。操作时宜垂直用力，使刺激缓缓透达体内，其作用浅至肌表，深达脏腑。

按压类手法是最早应用于推拿康复保健的手法之一，主要包括按法、点法、压法、拨法等，其代表手法是按法，其他手法皆由此衍化或发展而来。

捏拿类手法是以对称性挤捏的方式作用于体表或肢体的一类手法，操作时宜对称用力，既柔和又深透，舒适自然。捏拿类手法主要包括捏法、拿法、捻法等。

因按压与捏拿两类手法操作时均能使肢体受到挤压力，只是前者是单侧受力，而后者是两侧对称性受力，故将按压与捏拿两类手法统称为挤压类手法。

一、按法

用指或掌着力,对施术部位按压的手法,称为按法。

1. 操作方法

按法根据着力部位的不同可分为指按法、掌按法、肘按法等。

(1) 指按法。以拇指螺纹面着力于施术部位,其余四指张开,置于相应位置以支撑助力,腕关节屈曲40°~60°。拇指主动用力,垂直向下按压,使刺激充分达到肌体组织深层,以产生酸、胀、麻等感觉。当按压力达到所需的力度后,要稍停片刻,即所谓的"按而留之",然后松劲撤力,如此反复操作,如图20-9所示。

(2) 掌按法。以单手或双手叠掌,掌面置于施术部位,利用身体上半部的重量,通过上臂、前臂传至手掌部,垂直向下按压,用力原则同指按法,如图20-10所示。

(3) 肘按法。屈肘,以尺骨鹰嘴部着力于施术部位,上身前倾,借助上半身的重量或上臂和前臂主动施力,垂直向下按压,用力原则同指按法,如图20-11所示。

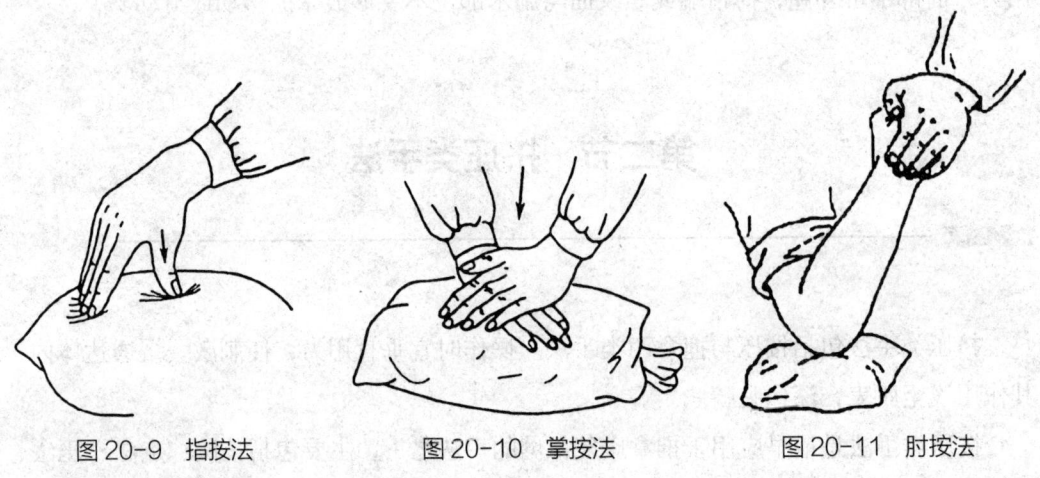

图20-9 指按法　　图20-10 掌按法　　图20-11 肘按法

2. 动作要领

(1) 指按法宜悬腕。当腕关节悬屈40°~60°时,拇指易于发力,其余四指也容易支撑助力。

(2) 掌按法以肩关节为支点。当肩关节成为支点后,身体上半部的重量很容易通过上肢上臂和前臂传到手掌部,使操作者不易疲劳,用力又沉稳着实。如将肘关节作为支点,则须上臂、前臂用力,既容易使操作者疲乏,又难以控制力度。

(3) 按压的用力方向多为垂直向下或与受力面相垂直。

(4) 用力要由轻到重，稳而持续，使刺激充分达到肌体组织深部。

(5) 做到"按而留之"，持续 2~3 s，使患处产生酸胀感。

(6) 要有缓慢的节奏性。

3. 康复保健应用

按法刺激较重，常与揉法结合，则为按揉法。按法具有行气活血、疏经通络、温中散寒、缓急止痛的功效。指按法适于全身各部，尤以经络、穴位为常用；掌按法适于背部、腰部、下肢后侧以及胸部、腹部等面积较大而又较为平坦的部位；肘按法主要用于腰背部。按法常用于头痛、腹部痛、腰背痛、下肢痛、痛经等各种痛症以及风寒感冒等病症的康复保健。

4. 注意事项

按法操作时不可突施暴力，无论是指按法还是掌按法，其用力原则均是由轻而重，再由重而轻；手法操作忌突发突止，暴起暴落，应逐渐施力并逐渐减轻按压的力量；指按法接触面积较小，刺激较强，常在按后施以揉法，有按一揉三之说，即重按一下，轻揉三下，形成有规律的按后予揉的连续手法；一定要掌握好老年人的骨质情况，诊断必须明确，避免造成骨折；须选择恰当的姿势，以利于手法效果的发挥；施力过程中一定要询问受术者的感受，以便及时调整手法刺激量。

二、点法

点法是指用指端或屈曲的指间关节等部位着力，对施术部位进行点压的手法。

1. 操作方法

点法根据着力部位不同可分为拇指点法、屈指点法、中指点法等，如图 20-12 所示。

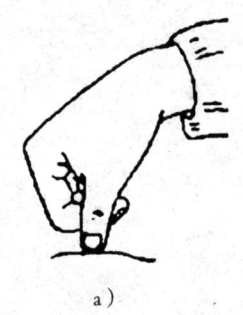
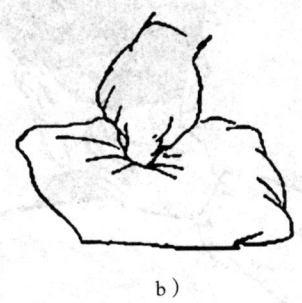

图 20-12 点法

a) 拇指点法　b) 屈指点法　c) 中指点法

2. 动作要领

（1）着力部位下压。

（2）旋转 90°。

（3）缓缓提起。

（4）用力由轻到重，稳而持续，气力透达，有"得气"感，且以能忍受为度。

3. 康复保健应用

点法由按法演变而来，具有着力点小、刺激强的特点。点法具有解痉止痛、舒筋活络、开通闭塞、调整脏腑功能等作用，主要用于穴位及痛点，常用于脘腹挛痛、风湿顽痹、陈伤疼痛、肢痿瘫痪等病症的康复保健。

4. 注意事项

点法操作时用力方向与受力面垂直，用力由轻到重，不可突施暴力；对年老体弱、久病虚衰者，用力不可过重，心功能较弱者慎用或忌用；可点后予揉，以缓解刺激，避免气血积聚，防止软组织损伤。

三、拿法

用拇指与其余四指对称用力，对施术部位进行捏而提起，配合揉的手法，称为拿法。根据拇指与其他手指配合数量的多寡，拿法分为三指拿法和五指拿法。

1. 操作方法

拇指和其他手指相对用力，夹住施术部位进行轻重交替、连续不断的提捏并施以揉动为拿法，如图 20-13 所示。

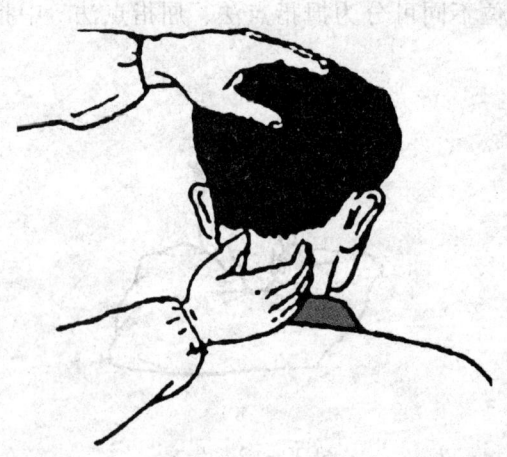

图 20-13 拿法

2. 动作要领

（1）施术者用指腹夹住施术部位，逐渐用力内收，将肌筋提起并做轻重交替而连续的一紧一松提捏和捏揉。

（2）腕部要放松，使动作柔和灵活，连绵不断，且富有节奏感。

3. 康复保健应用

拿法刺激较重，常与揉法结合使用。拿法具有疏经通络、祛风散寒、发汗解表、开窍明目的作用，常用于颈项部、头部、肩部和四肢部等。其应用比较广泛，常用于颈椎病、中风后遗症、四肢酸痛、头痛恶寒等病症的康复保健。

4. 注意事项

拿法应注意动作的协调性，不可死板僵硬；初习者不可用力久拿，以防伤及腕部与手指的屈肌肌腱及腱鞘；操作时不可用指端、爪甲内扣，不可突然用力或使用暴力。拿法常配以揉法，可缓和刺激，实则为一复合手法，含有捏、提、揉三种动作。

四、捏法

捏法是指用拇指与其他手指螺纹面相对着力，对施术部位的皮肉进行挤压刺激的手法。根据拇指与其他手指配合数量的多寡，捏法可分为三指捏法、五指捏法等。

1. 操作方法

（1）三指捏法。拇指与食指、中指螺纹面对称用力，挤压肌肤或挤拿扯提，如图20-14所示。

（2）五指捏法。拇指与其余四指螺纹面相对用力，挤压肌肤或做捻转挤拿扯提，如图20-15所示。

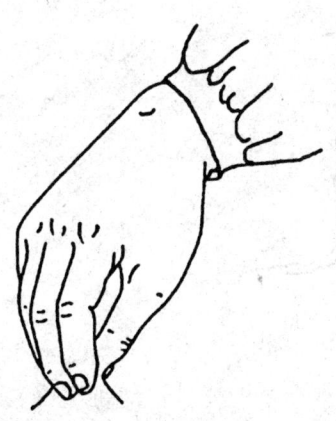
图20-14 三指捏法

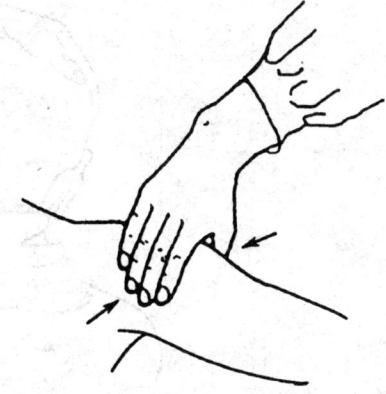
图20-15 五指捏法

2. 动作要领

（1）捏时以腕关节用力为主，指关节做连续不断、灵活轻巧的挤捏，双手同时操作要协调。

（2）用力均匀柔和，速度可快可慢，快者 100~120 次 /min，慢者 30~60 次 /min。

3. 康复保健应用

捏法用力较轻，刺激柔和，具有祛风散寒、疏经通络、松解粘连的作用，适用于浅表的肌肤，常用于背脊、四肢及颈项部，主要用于食欲不振、消化不良、失眠、颈部及四肢肌肉酸痛、臂痛、头晕、牙痛等病症的康复保健。

4. 注意事项

操作时要注意指间的距离（应靠近）；要持续用力 3~5 s，使患处产生酸胀感；捏挤的动作灵活、均匀而有节律性；不可用指甲掐压肌肤；移动应顺着肌肉的外形轮廓循序而上或而下。

五、弹拨法

弹拨法是指用拇指端等部位着力，对施术部位筋腱等条索状组织进行横向拨动的手法。根据着力部位的不同，弹拨法可分为拇指拨法和肘拨法。

1. 操作方法

（1）拇指拨法。用拇指指端着力于肌筋施治部位的一侧，其他指置于另一侧，先用力下压至产生一定的酸胀感，再做与肌纤维（或肌腱、韧带）或经络方向垂直的来回推动，如图 20-16 所示。

（2）肘拨法。用肘尖着力于肌筋施治部位的一侧，动作要求同拇指拨法。

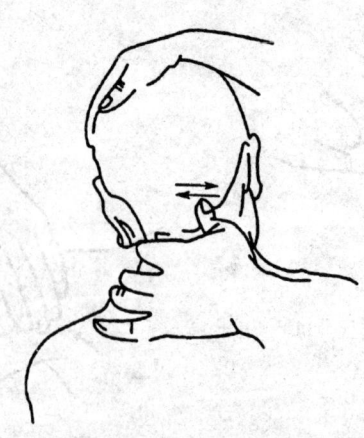

图 20-16　拇指拨法

2. 动作要领

（1）施术者用拇指端和拇指螺纹面按于治疗部位（肌筋施治部位）。

（2）适当用力下压至一定深度，使受术者有酸胀感。

（3）拨动方向与肌纤维（或肌腱、韧带）或经络方向垂直。

3. 康复保健应用

弹拨法是较强的刺激手法之一，具有解痉止痛、松解粘连、疏理肌筋等功效，常用于阿是穴或在指下有"筋结"或"条索物"等的部位，主要用于软组织损伤引起的肌肉痉挛及疼痛的康复保健。

4. 注意事项

弹拨法操作时应寻找肌纤维的明确位置，操作方向可为双向或单向；施力的大小应根据部位辨证而定；拨动时，指下应有弹动感，而不能在皮肤表面有摩擦移动；行肘拨法时可通过前臂旋动带动弹拨，肘部切忌直接撞到脊椎，以免引起剧痛。

六、捻法

捻法是用拇指、食指夹住手指或足趾，进行捏揉搓捻操作的手法。

1. 操作方法

用拇指螺纹面与食指的中、末节螺纹面或食指桡侧缘相对捏住施术部位，拇指、食指主动运动，稍用力做对称性快速捏揉搓捻动作，如图 20-17 所示。

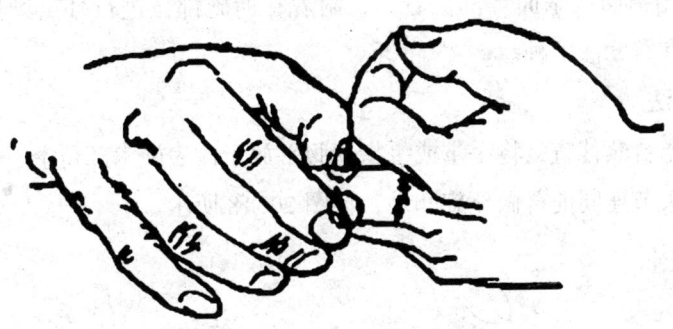

图 20-17　捻法

2. 动作要领

（1）拇指、食指的螺纹面夹住施术部位，对称用力。

（2）做捻线状快速来回捻动。

（3）可边捻边移，捻动的速度宜快，移动要慢。

3. 康复保健应用

捻法常与搓法、抖法等手法配合，作为结束手法。捻法具有理筋通络、滑利关节、消肿止痛、活血祛风等功效，用于手指、足趾，主要用于指、趾间关节疼痛、肿胀、屈伸不利等病症的康复保健。

4. 注意事项

捻动时动作要灵活连贯，柔和有力，不要僵硬、呆滞。

第三节　摩擦类手法

摩擦类手法是指以手的掌面或指面及肘臂部贴附在体表，做直线或环旋移动摩擦的手法。其特点是手法作用于体表后，在皮肤表面会形成摩、擦等不同形式的位置移动，运动形式有的为单向直线，有的为直线往返，有的呈环形，有的则呈弧形。此类手法包括摩法、擦法、推法、搓法、抹法等手法。

一、摩法

摩法是指用指面或掌面等部位着力，附着在所施部位进行环旋摩擦刺激的手法，可分为指摩法和掌摩法两种。

1. 操作方法

手掌或手指自然伸直，将手掌或手指指腹平放于体表施术部位上，前臂主动运动，使手掌随同腕关节连同前臂做环旋摩动，如图20-18所示。

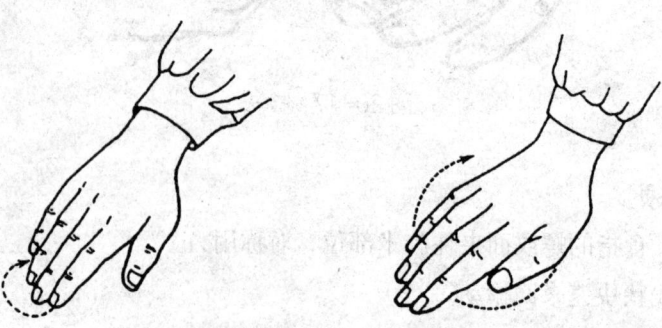

图20-18　摩法

2. 动作要领

（1）肩臂部放松，肘关节屈曲 40°~60°。

（2）行指摩法时腕关节要保持一定的紧张度，行掌摩法时腕部要放松。

（3）摩动的速度、压力宜均匀，一般指摩法宜稍轻快，掌摩法宜稍重缓。

（4）要根据病情的虚实来决定手法的摩动方向，传统以"顺摩为补，逆摩为泻"，故虚证宜顺时针方向摩动，实证宜逆时针方向摩动。但是在腹部实施摩法操作时，以顺时针摩为泻法，反之为补法。

3. 康复保健应用

摩法属于刺激较轻的手法。摩法具有消肿散结、调中理气、消食导滞、舒筋通络、美容保健等作用，可用于全身各部，以腹部应用较多，主要用于脘腹胀满、消化不良、泄泻、便秘、咳嗽、气喘、痢疾、阳痿、遗精、外伤肿痛等病症的康复保健。

4. 注意事项

摩法操作时速度不宜过快，也不宜过慢；压力应均匀，不宜过轻，也不宜过重。

二、擦法

擦法是用手掌等部位着力，在施术部位做直线往返摩擦运动的手法。

1. 操作方法

擦法根据着力部位的不同可分为掌擦法、大鱼际擦法、小鱼际擦法等，如图 20-19 所示，其操作方法见表 20-1。

- 表 20-1 擦法操作方法

手法名称	操作方法
掌擦法	以全掌面着力，前臂或上臂做主动运动，使手的着力部分在体表做直线往返摩擦运动，使施术部位产生一定热量
大鱼际擦法	以大鱼际着力于施术部位，原则同掌擦法
小鱼际擦法	以小鱼际着力于施术部位，原则同掌擦法

2. 动作要领

（1）上肢放松，腕关节自然伸直，以全掌或大鱼际或小鱼际为着力点，作用于施术部位，以上臂的主动运动带动手做直线往返摩擦移动。

（2）摩擦时往返距离要拉长，而且动作要连续不断，如拉锯状，不能有间歇停顿。

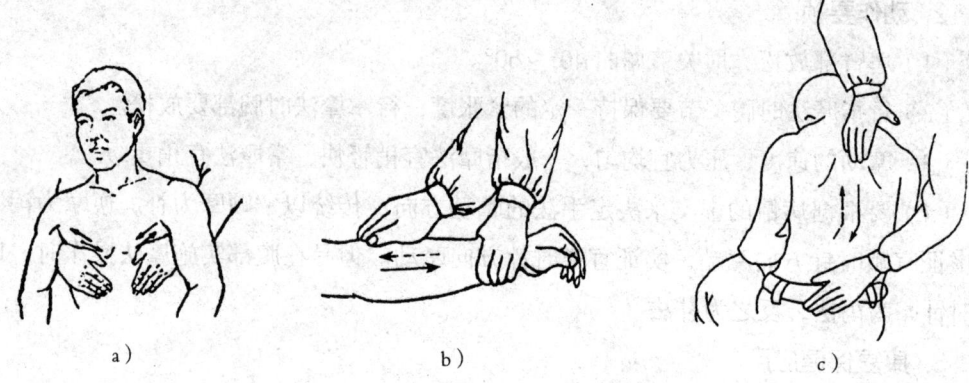

图 20-19 掌擦法、大鱼际擦法、小鱼际擦法

a）掌擦法 b）大鱼际擦法 c）小鱼际擦法

（3）压力要均匀而适中，以摩擦时不使皮肤起皱褶为宜。

（4）施术时不能操之过急，呼吸要调匀，勿屏气。

（5）摩擦频率一般为 100 次/min 左右。

3. 康复保健应用

擦法是一种柔和温热的刺激手法，为结束手法。擦法具有温经散寒、疏通经络等作用，适用于全身各部，主要用于风寒外感、发热恶寒、风湿痹痛，及肾阳虚所致的腰腿痛、小腹冷痛、月经不调、外伤肿痛等病症的康复保健。

4. 注意事项

操作时，压力过大，则手法重滞且易擦破皮肤；如压力过小，则不易生热。擦动时运行的线路不可歪斜。不可擦破皮肤，可使用润滑油、红花油等，既可保护皮肤，又可加强手法效果。擦法操作完毕，不可再于所擦之处使用其他手法，以免造成破皮。不可隔衣操作，须暴露施术部位皮肤。

三、推法

推法是指用指、掌、拳、肘等部位着力，对施术部位进行单方向直线推压的手法。

1. 操作方法

推法根据着力部位的不同可分为拇指平推法、掌推法、拳推法、肘推法等。

（1）拇指平推法。以拇指螺纹面着力于施术部位或穴位，其余四指置于其前外方助力，腕关节略屈曲，拇指及腕部主动施力，向食指方向单方向直线推动，如图 20-20 所示。

（2）掌推法。以掌根部着力于施术部位，腕关节略背伸，以肩关节为支点，上臂主动施力，通过肘、前臂、腕，使掌根向前单方向直线推动，如图20-21所示。

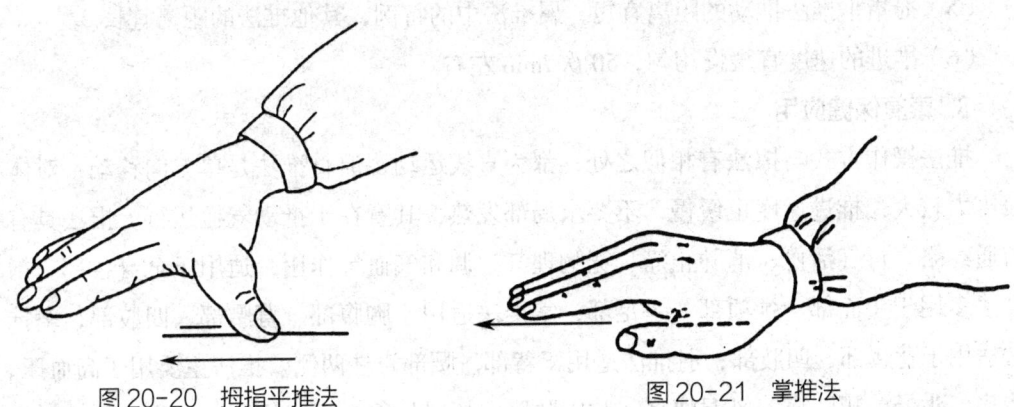

图20-20　拇指平推法　　　　　图20-21　掌推法

（3）拳推法。手握实拳，以食指、中指、无名指及小指的近侧指间关节的凸起部着力于施术部位，腕关节挺劲伸直，肘关节略屈，以肘关节为支点，前臂主动施力，向前单方向直线推动，如图20-22所示。

（4）肘推法。屈肘，以肘关节尺骨鹰嘴凸起部着力于施术部位，另一侧手臂抬起，以掌部扶握屈肘侧拳顶以固定助力，以肩关节为支点，上臂主动施力，做较缓慢的单方向直线推动，如图20-23所示。

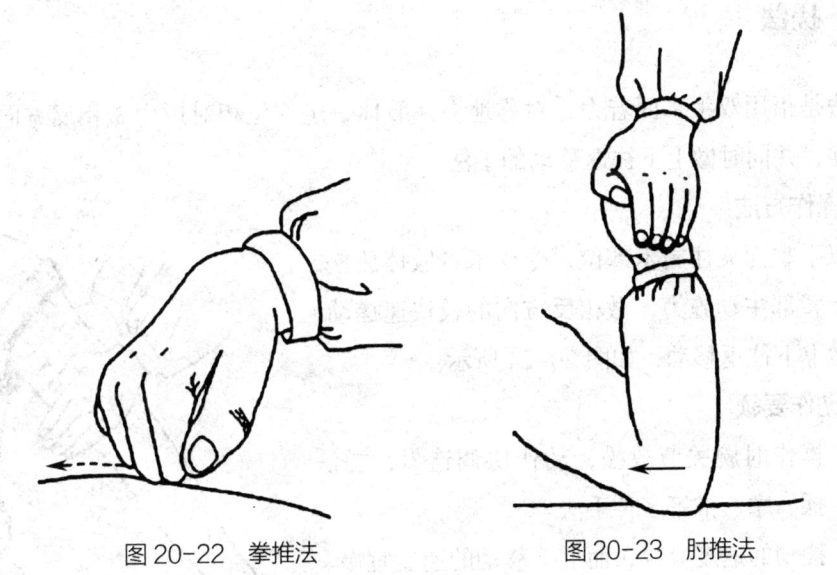

图20-22　拳推法　　　　　图20-23　肘推法

2. 动作要领

（1）着力部位紧贴体表。

（2）推进的速度缓慢均匀，压力平稳适中。

（3）单向直线推进。

（4）一般宜顺肌纤维走行方向推进。

（5）拇指平推法推动的距离宜短，属推法中的特例，其他推法的距离宜长。

（6）推进的速度宜缓慢均匀，50次/min左右。

3. 康复保健应用

推法操作方式与擦法有相似之处，都为直线运动，但直推法是单方向移动，对体表压力较大，推进速度也缓慢，不要求局部发热，其意在于推动气血运行。推法具有疏通经络、行气活血、消肿止痛、宽胸理气、调和气血等作用，适用于全身各部。指推法多用于头面部、颈项部、手足部；掌推法适用于胸腹部、背腰部、四肢部；拳推法适用于背腰部、四肢部；肘推法适用于背部、腰部脊柱两侧。推法主要用于高血压、头痛、头晕、腰腿痛、风湿痹痛、胸闷胁胀、烦躁易怒、腹胀便秘、食积、软组织损伤等病症的康复保健。

4. 注意事项

推法操作时推进速度不可过快，不可滞涩；压力不可过重或过轻；不可歪曲斜推；不可推破皮肤。为防止推破皮肤，可使用冬青膏、滑石粉及红花油等润滑。施术者呼吸要均匀，不能屏气。

四、搓法

搓法是指用双手掌面着力，对称地夹住肢体一定部位相对用力做相反方向的来回快速搓揉，并同时做上下往返移动的手法。

1. 操作方法

以双手掌面夹住施术部位，令受术者肢体放松，前臂与上臂部主动施力，做相反方向的较快速搓动，并同时做上下往返移动，如图20-24所示。

2. 动作要领

（1）操作时腕关节放松，动作协调连贯，搓法含有擦、揉、摩、推等多种手法。

（2）搓动的速度应快，而上下移动的速度宜慢。

（3）双手用力要对称。

3. 康复保健应用

搓法是一种刺激较为温和的手法，常作为推拿

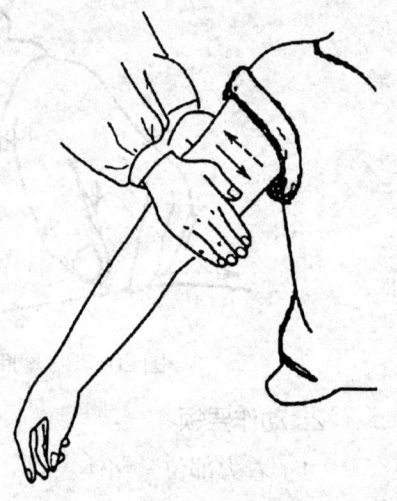

图20-24 搓法

的结束手法。搓法具有疏松肌筋、调和气血、解痉止痛及疏肝理气等作用，适用于四肢部、胁肋部，主要用于肢体酸痛、关节活动不利等病症的康复保健。

4. 注意事项

施术部位不宜夹得太紧，施力不可过重，以免造成手法呆滞。

五、抹法

抹法是指用单手或双手的指面、掌面着力紧贴皮肤，做上下、左右或弧形的往返移动的手法，主要分为指抹法与掌抹法两种。

1. 操作方法

单手或双手拇指螺纹面置于一定的施术部位上，余指置于相应的位置以固定助力，以拇指的掌指关节为支点，拇指主动施力，做上下或左右、直线或弧形的曲线抹动，如图20-25所示。

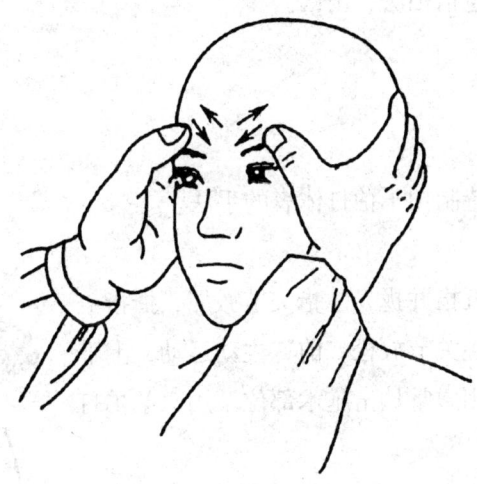

图20-25 抹法

2. 动作要领

（1）操作时手指螺纹面贴紧施术部位皮肤。

（2）用力轻而均匀，动作和缓、灵活。

（3）方向取上下、左右往返或单方向皆可。

（4）来回抹动距离宜长。

3. 康复保健应用

抹法是一种较为温和的手法。抹法具有开窍镇静、清醒头目、消食导滞、解除痉挛等作用。指抹法适用于面部、手足部；掌抹法适用于背腰部、四肢部。抹法主要用于感冒、头痛、面瘫及肢体酸痛等病症的康复保健。

4. 注意事项

注意抹法与推法的区别。抹动时施力过轻则手法飘浮，抹而无功；过重则手法重滞，失去了灵活性。

第四节　叩击类手法

叩击类手法是指用手掌、拳背、手指或特制的器械有节奏地叩击、拍打体表。叩击类手法操作虽简单，但技巧性较强，须做到击打劲力的收放自如、刚柔相济。叩击类手法种类较多，主要包括拍法、击法。

一、拍法

拍法是指用虚掌或特制拍子拍打体表的手法。

1. 操作方法

如图 20-26 所示，五指并拢，掌指关节微屈，拇指盖住拳眼，使掌心空虚，腕关节放松，前臂主动运动，上下挥臂，平稳而有节奏地用虚掌拍击施术部位。用双掌拍打时，宜双掌交替操作。

2. 动作要领

（1）拍击时动作平稳，不能摆动，整个手掌周边同时接触体表，声音清脆而无疼痛。

（2）腕部放松，使刚劲化为柔和。

（3）直接接触皮肤拍打时，以皮肤轻度充血发红为度。

（4）频率同心跳次数，约 70 次 /min，要有节奏感。

（5）力量越大，速度越快。

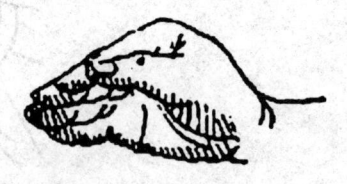
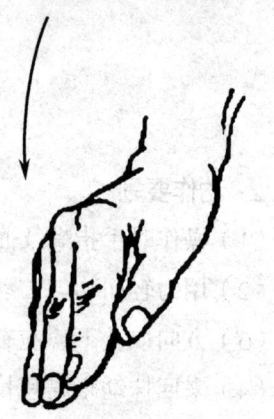

图 20-26　拍法

3. 康复保健应用

拍法常作为推拿结束手法和保健手法使用。拍法具有消除疲劳、解痉止痛、活血通络等作用，适用于肩背部、腰臀部和下肢后侧，主要用于急性扭伤、肌肉痉挛、腰背筋膜劳损及腰椎间盘突出症等病症的康复保健。

4. 注意事项

拍击时力量不可有偏移、拖动，不可用实心掌，否则易拍击皮肤而疼痛；要掌握好适应证，对结核、肿瘤、冠心病患者禁用拍法；摆好姿势，肩、肘、上肢部要放松；双手交替，以免过于劳累。

二、击法

击法是指用拳背、掌根等部位击打施术部位的手法。

1. 操作方法

击法根据着力部位不同可分为拳击法、掌根击法、侧掌击法、指尖击法等，如图20-27所示，其操作方式见表20-2。

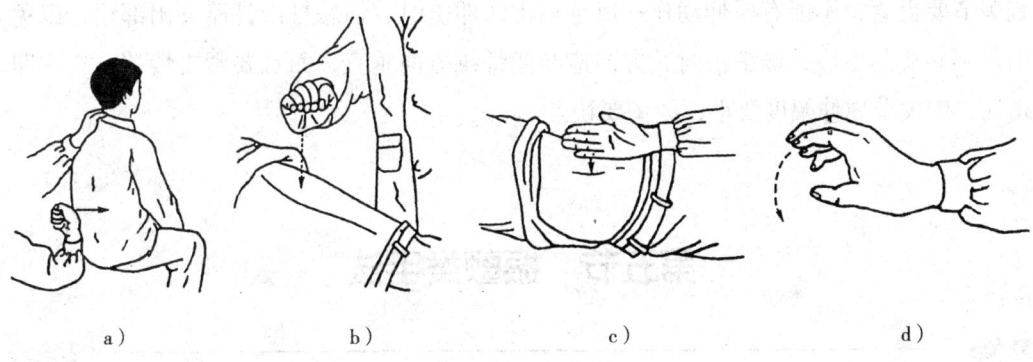

图20-27 击法

a）拳击法 b）掌根击法 c）侧掌击法 d）指尖击法

● 表20-2 击法操作方式

手法名称	操作方式
拳击法	手握空拳，肘关节屈曲，腕关节伸直，前臂主动施力，用拳背有节律地平击施术部位
掌根击法	手指自然松开，腕关节略背伸，前臂主动施力，用掌根有节律地击打施术部位
侧掌击法	掌指部伸直，腕关节略背伸，前臂主动施力，用小鱼际有节律地击打施术部位
指尖击法	手指半屈，腕关节放松，前臂主动施力，用指端有节律地击打施术部位

2. 动作要领

（1）击打时用力要稳，含力蓄劲，收发灵活。

（2）击打时着力短暂而迅速，要有反弹感，即一击到体表就迅速收回，不可有停顿和拖拉。

（3）击打的方向要与体表垂直。

（4）操作时肩、肘、腕放松，用力均匀，动作连续而有节奏感，击打的部位有一定的顺序。

（5）击打的速度快慢适中，击打的力量应因人、因病、因部位而异。

3. 康复保健应用

击法属于刺激较强的一种手法，具有舒筋通络、活血祛瘀、行气止痛等作用。拳击法适用于腰骶部；掌根击法适用于腰骶及下肢肌肉丰厚处；侧掌击法适用于肩背部、四肢部；指尖击法适用于头部。击法主要用于颈腰椎疾患引起的肢体酸痛麻木、风湿痹痛、肌肉萎缩等病症。

4. 注意事项

击法操作时应避免暴力击打；须严格掌握各种击法的适用部位和适应证；拳击时腕关节要挺直，不能有屈伸动作；以掌根击法叩击时，切忌打击骨骼突出部位，以免引起不必要的疼痛；侧掌击时其方向应与肌纤维方向垂直，而且要紧击慢移；指尖叩击时，腕关节屈伸幅度要小，频率要快。

第五节　振颤类手法

振颤类手法是以较高的频率进行节律性的轻重交替刺激，持续作用于人体，使受术部位产生振动、颤动或抖动等运动形式的一类手法，主要包括抖法、振法。

一、抖法

抖法是指使受术者肢体抖动的手法。抖法依据抖动部位以及姿势、体位的不同可分为多种，一般以抖上肢、抖下肢为常用。

1. 操作方法

受术者放松肢体，施术者用双手握住其肢体末端，慢慢将被抖动的肢体向前外方拉直，然后两前臂微用力做连续的小幅度上下抖动，使抖动产生的抖动波似波浪般传递到肢体的近端，如图 20-28 所示。

2. 动作要领

（1）被抖动的肢体要自然伸直，并应使肌肉处于最佳松弛状态。

（2）抖动所产生的抖动波应从肢体的远端传向近端。

（3）抖动的幅度要小，频率要快，一般抖动幅度控制在 2~3 cm。上肢部抖动频率在 250 次 /min 左右，下肢部抖动频率宜稍慢，一般在 100 次 /min 左右即可。

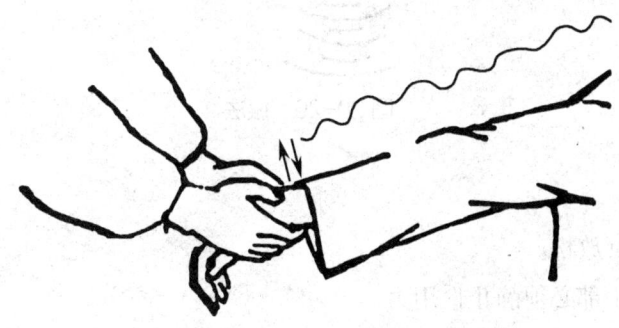

图 20-28　抖法

3. 康复保健应用

抖法是一种和缓、放松、疏导手法，具有疏通经络、通利关节、松解粘连、消除疲劳的作用，适用于四肢部及腰部，主要用于肩周炎、颈椎病、腰椎间盘突出症中后期等病症的康复保健。

4. 注意事项

操作时施术者呼吸自然，不可屏气，操作频率由中速到快速；操作时肩部应放松，取弓步位或摆好姿势；受术者站、坐位对手法操作影响差别不大，受术者手背应往侧面外展，肘关节应伸直，操作时带有拔伸动作；受术者应注意配合，以免耗气；受术者肩、肘、腕有习惯性脱位者禁用。

二、振法

振法是指以掌或指为着力部位，在人体一定部位或穴位上做连续不断的振动的手法，可分为指振法与掌振法两种。

1. 操作方法

以食指、中指螺纹面或掌面置于受术部位或穴位上，注意力集中于掌或指端，前臂肌群交替性静止性用力，产生快速而强烈的振动，使受术部位或穴位产生温热感或疏松感，如图 20-29 所示。

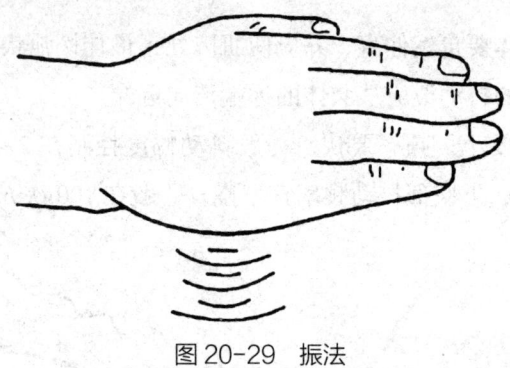

图 20-29 振法

2. 动作要领

（1）肩及上臂放松。
（2）前臂与手部必须静止性用力。
（3）注意力要高度集中于掌指部。
（4）频率要快而均匀，为 240～300 次 /min。
（5）以掌指部自然压力为准，不要施加额外压力。

3. 康复保健应用

振法是一种较为温和的手法，具有祛瘀消积、和中理气、消食导滞、调节肠胃功能等作用，主要用于头痛、失眠、胃下垂、胃脘痛、咳嗽、气喘等病症。指振法适用于全身各部穴位，掌振法适用于胸腹部。

4. 注意事项

操作时手臂部不要有主动运动，即除手臂部静止性用力外，不能故意摆动或颤动，也不要向受术部位施加压力；振法易使施术者感到疲乏，应注意自身保护；肩、肘应放松；前臂肌肉强烈静止性用力，频率越快越好，幅度越小越好；呼吸自然，不能屏气。

第六节　运动关节类手法（在专业人员指导下操作）

对关节做被动性活动，使其在生理活动范围内进行屈伸或旋转、内收、外展等运动，称为运动关节类手法，主要包括摇法、扳法和拔伸法。其特点是手法节奏明快，对某些病症往往能收到立竿见影的效果。

一、摇法

根据操作部位的不同，摇法包括颈项部摇法、肩关节摇法、腰部摇法。

1. 操作方法

（1）颈项部摇法。受术者坐位，颈项部放松。施术者立于其背后或侧后方，以一手扶按其头顶后部，另一手托扶于下颌部，两手臂协调运动，反方向施力，使头颈部按顺时针或逆时针方向进行环形摇转，如图20-30所示。

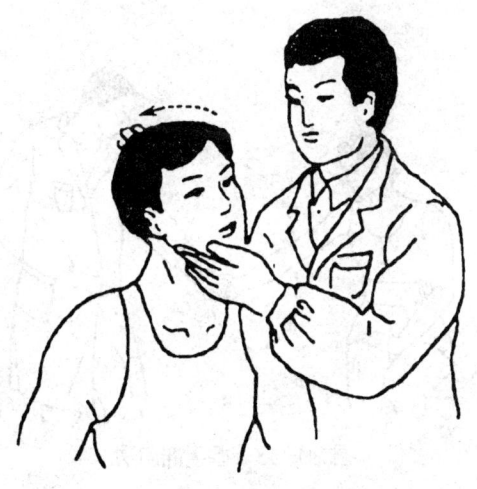

图20-30　颈项部摇法

（2）肩关节摇法。肩关节摇法种类较多，可分为托肘摇肩法、握腕摇肩法、握手摇肩法、大幅度摇肩法等。

1）托肘摇肩法。受术者坐位，施术者站于其侧，以一手扶按住肩关节上部，另一手托于其肘部，使其前臂放在施术者前臂上，手臂协同用力，做肩关节中等幅度的环转运动，如图20-31所示。

2）握腕摇肩法。受术者坐位，施术者站于其侧，以一手按压其肩部上方以固定，另一手握住腕部，以肩关节为支点，手臂主动施力，使肩关节做环转运动，如图20-32所示。

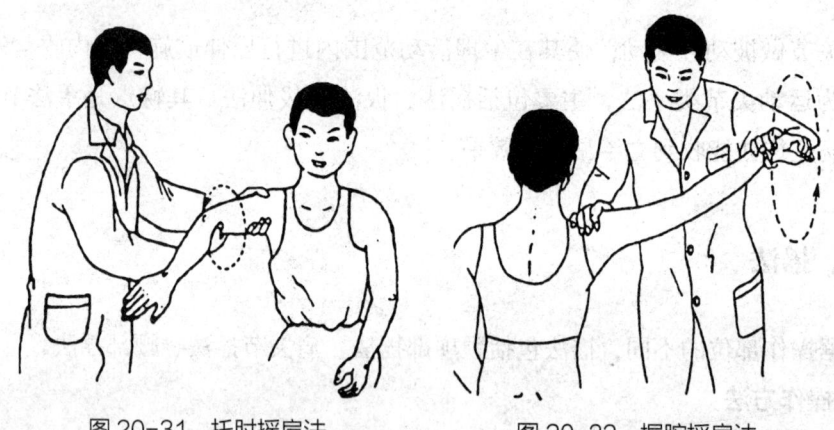

图20-31　托肘摇肩法　　　　图20-32　握腕摇肩法

3）握手摇肩法。受术者坐位，施术者站于其侧，上肢伸直，用手握住受术者手或腕，以肩关节为支点，手臂主动施力，使上肢及肩关节做较大的环转运动，如图20-33所示。

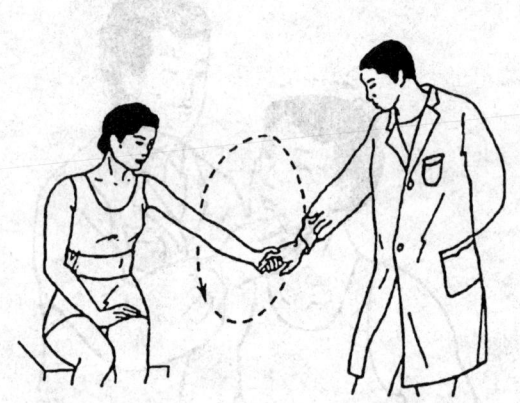

图20-33　握手摇肩法

4）大幅度摇肩法。受术者坐位，施术者站于其侧，用双手握住其腕部，以肩关节为支点，手臂主动施力，使受术者上肢做外展和上举运动，待肩关节活动度增大后，施术者一手按压在其肩部上方以固定，另一手握住腕部，以肩关节为支点，手臂主动施力，使肩关节做环转运动，如图20-34所示。

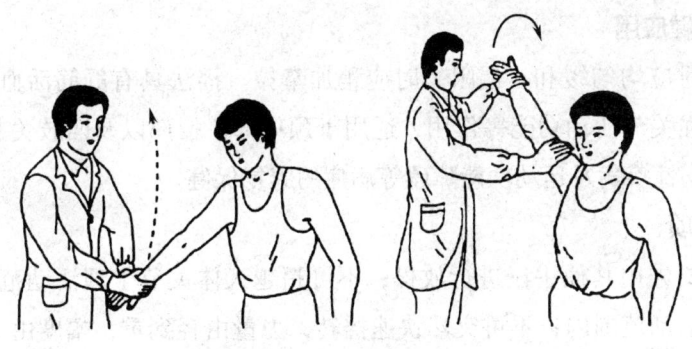

图 20-34　大幅度摇肩法

（3）腰部摇法。主要包括仰卧位摇腰法、俯卧位摇腰法等。

1）仰卧位摇腰法。受术者仰卧位，两下肢并拢屈髋屈膝，施术者双手分按其两膝部或一手按膝，另一手按于足踝部，协调用力，做顺时针或逆时针方向的摇转运动，如图 20-35 所示。

2）俯卧位摇腰法。受术者俯卧位，两下肢伸直，施术者一手按压其腰部，另一手托抱住双下肢，做顺时针或逆时针方向的摇转，如图 20-36 所示。

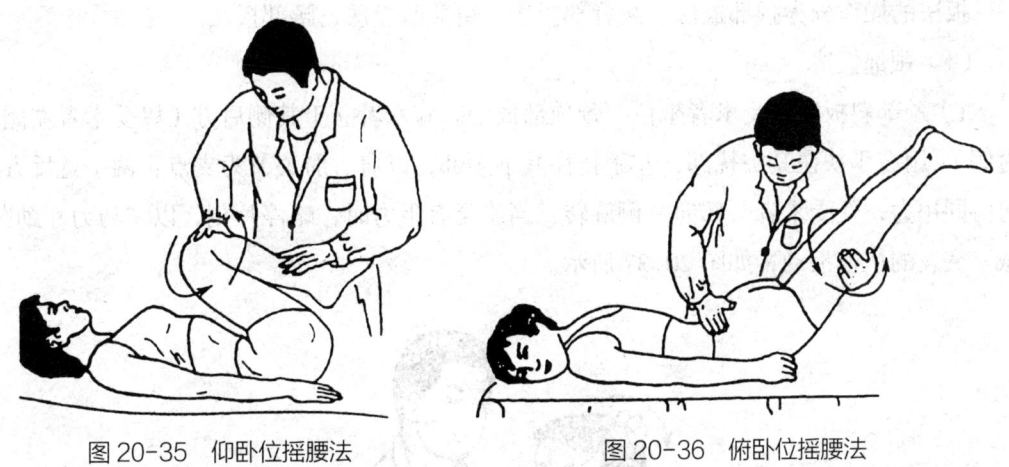

图 20-35　仰卧位摇腰法　　　　　图 20-36　俯卧位摇腰法

2. 动作要领

（1）摇转的幅度应由小到大，逐渐增加，人体各关节的活动幅度不同，因此各关节的摇转幅度亦不统一。

（2）摇转的速度宜慢，尤其是刚开始操作时的速度要缓慢，可随摇转次数的增加及受术者的逐渐适应稍微加快速度。

（3）摇动时施力协调、稳定，除被摇的关节、肢体运动外，其他部位不应随之晃动。

3. 康复保健应用

摇法操作时应均匀缓和，遇阻力时应稍加牵拉。摇法具有舒筋活血、滑利关节、松解粘连、增强关节活动功能等作用，适用于颈项部、腰部以及四肢关节，主要用于各种软组织损伤性疾病及运动功能障碍等病症的康复保健。

4. 注意事项

施术之前要先用其他手法进行放松；不可超越人体关节生理活动范围进行摇转，应在正常生理活动范围内；不可突然快速摇转，力量由轻到重，幅度由小到大；对于习惯性关节脱位者禁用摇法；对于椎动脉型、交感型颈椎病以及颈部外伤、颈椎骨折等病症禁用摇法。

二、扳法

扳法为推拿常用手法之一，也是正骨推拿流派的主要手法，如应用得当，效果立验。扳法种类繁多，包括全身各关节部扳法，这里只介绍几种常用扳法。

1. 操作方法

扳法的操作分为颈部扳法、胸背部扳法、肩关节扳法、腰部扳法。

（1）颈部扳法

1）颈部斜扳法。受术者坐位，颈项部放松。施术者立于其侧后方（以受术者左侧为例），用右手扶住其头枕部，左手托住其下颌部，以肩、肘关节为支点，两手臂反方向协同用力，使受术者头部向一侧旋转，当旋至有阻力时，略停片刻，以"巧力寸劲"做一突发的快速扳动，如图20-37所示。

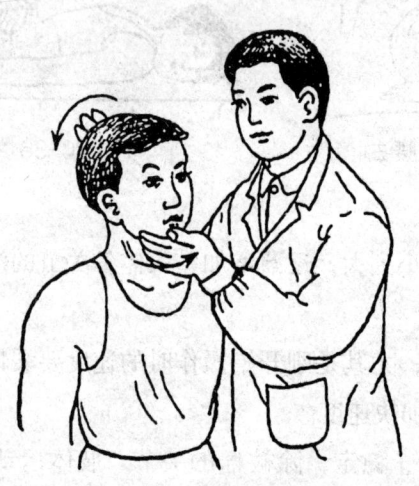

图20-37 颈部斜扳法

2）颈椎旋转定位扳法。受术者坐位，施术者立于患侧，以一手托住其下颌，另一手拇指顶推偏凸的颈椎棘突，令其逐渐屈颈，至拇指感觉偏凸棘突之上间隔开始分离，即维持该屈颈幅度；将施术者头部向上牵拉片刻，以克服颈肌反射性收缩；逐渐将颈部向棘突偏凸侧旋转至弹性限制位，略停片刻，以"巧力寸劲"做一突发的快速扳动，如图 20-38 所示。

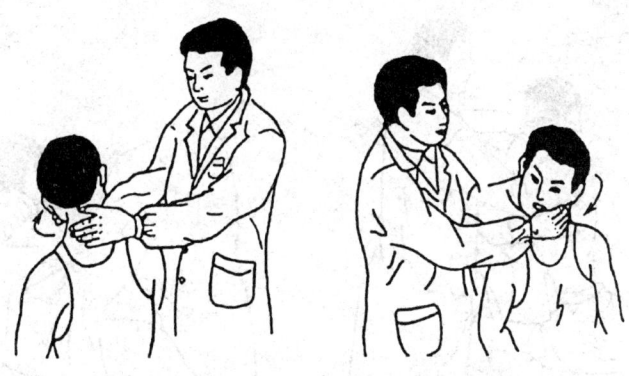

图 20-38　颈椎旋转定位扳法

3）寰枢关节旋转扳法。受术者坐位，颈略前屈。施术者立于其侧后方（以右侧为例），用左手拇指顶住第二颈椎棘突，右侧肘弯夹住其下颌部，手扶在其左侧顶颞部，肘臂主动施力，缓慢将其颈椎向上拔伸，同时使其颈椎向右侧旋转，当旋至有阻力时，略停片刻，以"巧力寸劲"做一突发的快速扳动，如图 20-39 所示。

（2）胸背部扳法。包括扩胸牵引扳法、胸椎对抗复位扳法、扳肩式胸椎扳法等，其中扩胸牵引扳法和胸椎对抗复位扳法较常用。

1）扩胸牵引扳法。受术者坐位，两手十指交叉扣住并抱于枕后部；施术者站于其后方，以一侧膝关节抵住其背部病变处，两手分别握扶住两肘部；嘱受术者做前俯后仰运动，并配合深呼吸，即前俯时呼气，后仰时吸气，活动数遍后，待受术者身体

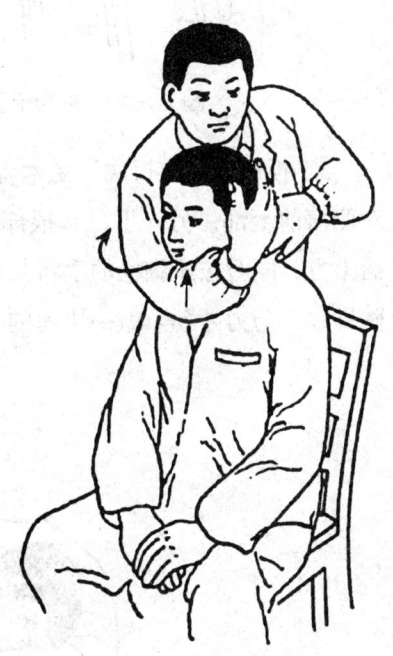

图 20-39　寰枢关节旋转扳法

后仰至最大限度时，施术者用"巧力寸劲"将其两肘部向后方突然拉动，与此同时膝部向前顶抵，如图 20-40 所示。

2）胸椎对抗复位扳法。受术者坐位，两手十指交叉扣住并抱于枕后部；施术者站于其后方，两手臂自其腋下伸入，并握住其两前臂下段，一侧膝部顶住病变胸椎处，握住前臂的两手用力下压，而两前臂用力上抬，将其脊柱向上向后牵引，顶压患椎的膝部也同时向前向下用力，持续牵引片刻后，两手、两臂与膝部协同用力，做一突发性的、有控制的快速扳动，如图20-41所示。

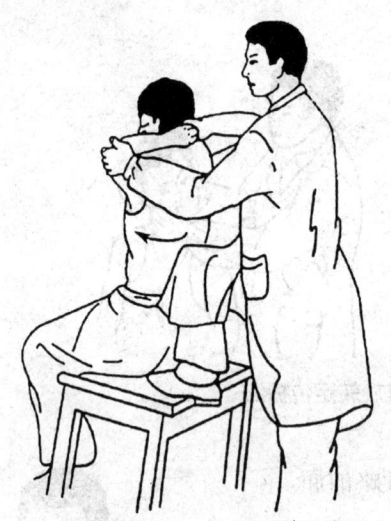
图20-40　扩胸牵引扳法

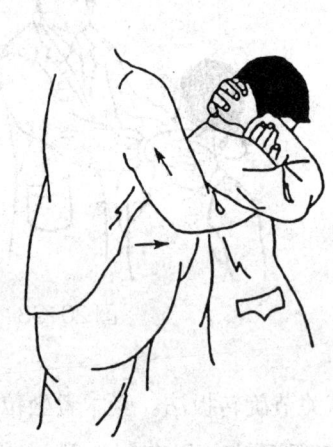
图20-41　胸椎对抗复位扳法

3）扳肩式胸椎扳法。受术者俯卧位，全身放松；施术者站于其患侧，以一手拉住对侧肩前上部，另一手以掌根部着力，按压在病变胸椎的棘突旁，一手将其肩部拉向后上方，同时按压胸椎的手将其病变处胸椎缓缓推向健侧，当遇到阻力时，略停片刻，随即以"巧力寸劲"做一快速的、有控制的扳动，如图20-42所示。

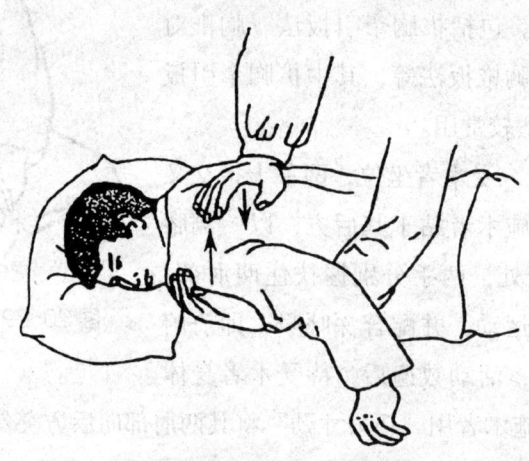
图20-42　扳肩式胸椎扳法

（3）肩关节扳法。包括肩关节外展扳法、肩关节旋内扳法、肩关节内收扳法和肩关节上举扳法，均为实际工作中的常用手法。

1）肩关节外展扳法。受术者坐位，施术者半蹲于其患侧，将其上肢外展45°左右，并使其肘关节上部置于自己一侧肩上，以两手从前后方向将患肩扣住、锁紧；而后缓缓立起，使其肩关节外展，至有阻力时，略停片刻，然后双手与肩部协同施力，做一肩关节外展位增大幅度的快速扳动，如图20-43所示。

2）肩关节旋内扳法。受术者坐位，患侧上肢屈肘置于腰部后侧；施术者立于其患侧的侧后方，以一手按其患侧肩部以固定，另一手握其腕部将患肢前臂沿其腰背部缓慢上抬，使其肩关节逐渐内旋至最大限度，略停片刻，以"巧力寸劲"做一快速扳动，如图20-44所示。

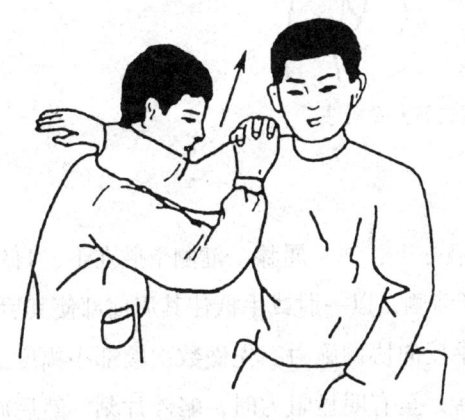

图20-43　肩关节外展扳法

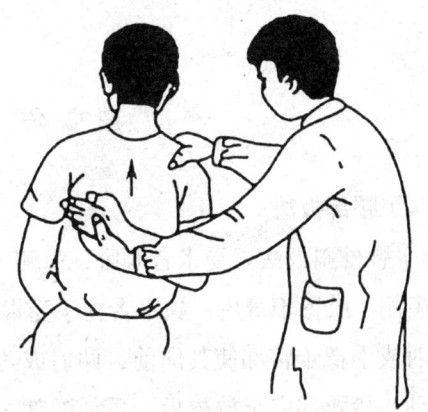

图20-44　肩关节旋内扳法

3）肩关节内收扳法。受术者坐位，患侧上肢屈肘置于胸前，手搭扶于对侧肩部；施术者立于其身体后侧，以一手按于患侧肩部以固定，另一手托握其肘部并缓缓向对侧胸前上托，至最大限度时，略停片刻，以"巧力寸劲"做一较大幅度的快速扳动，如图20-45所示。

4）肩关节上举扳法。受术者坐位，两臂自然下垂；施术者立于其身体后方，以一手握住患侧前臂近腕关节处，另一手握住前臂下段，两手协同用力，使其肩关节缓慢上举至有阻力时，以"巧力寸劲"做一快速扳动，如图20-46所示。

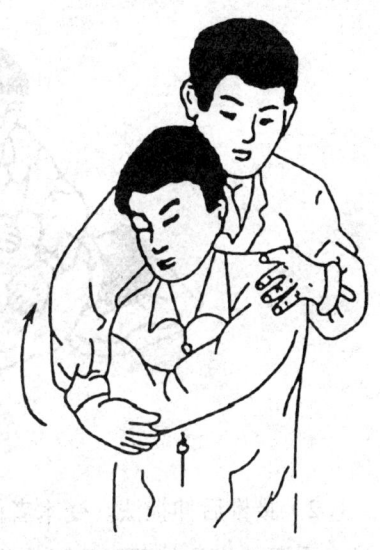

图20-45　肩关节内收扳法

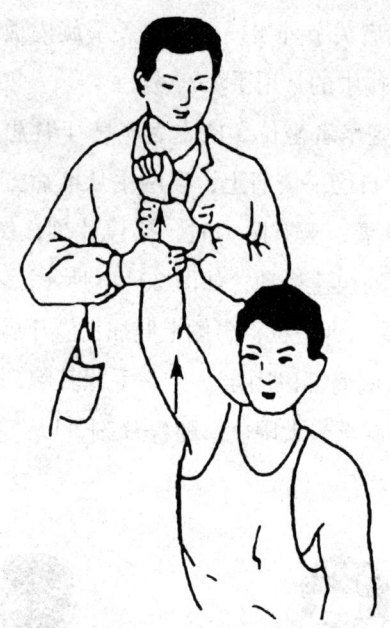

图 20-46 肩关节上举扳法

（4）腰部扳法

1）腰椎斜扳法。受术者侧卧，患侧下肢在上，屈髋屈膝，健侧下肢在下，自然伸直，患侧上肢置于身后；施术者立于受术者前侧，以一肘或手抵住其肩前部使其后仰，另一肘或手抵于臀部使其向前，两肘或两手反向协调施力，先做数次腰部小幅度的扭转活动，待腰部完全放松后，再使腰部扭转，至有明显阻力时，略停片刻，然后施以"巧力寸劲"，做一个突然的、增大幅度的快速扳动，如图 20-47 所示。

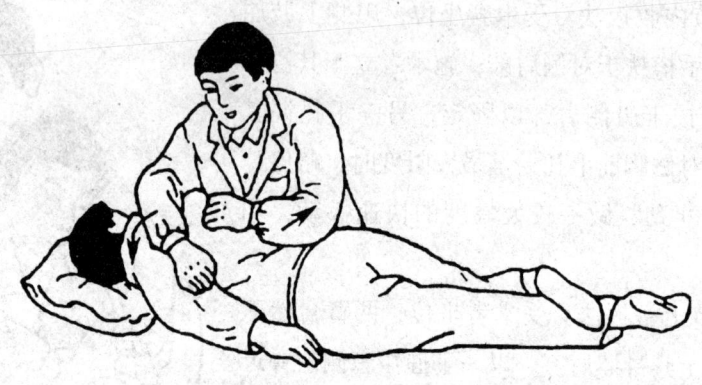

图 20-47 腰椎斜扳法

2）腰椎后伸扳法。受术者俯卧，下肢并拢；施术者立于一侧，一手按在其腰部，另一手臂托抱住其两下肢膝关节上方并缓缓上抬，使其腰部后伸，当后伸至最大限度时,两手协调施力,以"巧力寸劲"做一增大幅度的下按腰部与上抬下肢的相反方向的用力扳动,如图20-48所示。

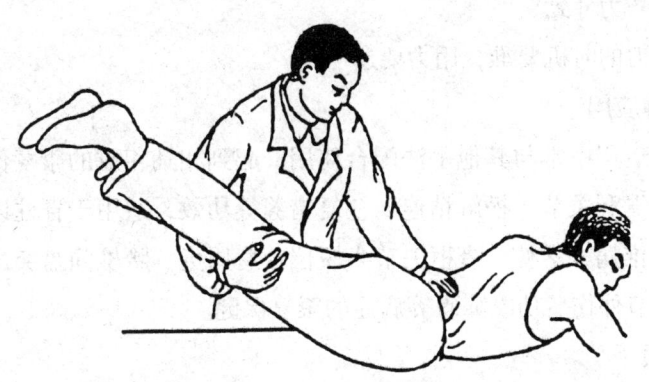

图20-48　腰椎后伸扳法

3）腰椎旋转复位。受术者跨坐于长条凳或治疗床上,两手抱头,助手固定其下肢;施术者站在受术者侧后方,一手拇指顶住腰椎偏凸棘突,另一手从受术者腋下穿过,勾在受术者颈部,使受术者向施术者方向扭转腰部,当达到弹性限制位（此时关节有较大的回弹力,松手即会弹回,故称弹性限制位）时,两手对抗用力,以"巧力寸劲",扩大扭转幅度3°~5°,即可复位,如图20-49所示。

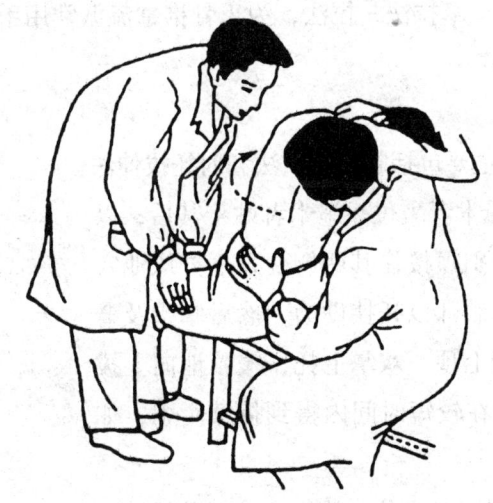

图20-49　腰椎旋转复位

2. 动作要领

（1）要顺应、符合关节的生理功能。

（2）操作时要分阶段进行。扳法操作第一步是使关节放松,可使关节做小范围活动或结合摇法而使关节逐渐放松、松弛。第二步是将关节极度地伸展或屈曲，达到弹性限制位，旋转保持这一位置的基础上，再实施第三步的扳法。

（3）突发"巧力寸劲"。

（4）扳动发力的时机要准，用力要适当。

3. 康复保健应用

扳法在实际运用中常与其他手法配合使用，起到相辅相成的康复保健作用。扳法具有舒筋活络、滑利关节、松解粘连、整复错缝等功效，适用于脊柱以及四肢关节等处，主要用于颈椎病、落枕、寰枢关节半脱位、肩周炎、腰椎间盘突出症、脊椎小关节紊乱、四肢关节外伤后功能障碍等病症的康复保健。

4. 注意事项

扳法操作时不可逾越关节运动的生理范围，对颈、胸部做扳法时，尤其应加以注意；不可粗暴用力和使用蛮力；不可强求关节弹响；诊断不明确的脊柱外伤禁用扳法；老年人伴有较严重的骨质增生、骨质疏松者慎用扳法；骨关节结核、骨肿瘤者禁用扳法。

三、拔伸法

拔伸法又名牵引法、牵拉法、拉法，为正骨推拿流派常用手法之一，包括全身各部关节、半关节的拔伸牵引。

1. 操作方法

（1）颈椎拔伸法。主要包括掌托拔伸法和肘托拔伸法。

1）掌托拔伸法。受术者坐位，施术者站于其后，以双手拇指端和螺纹面分别顶按住其两侧枕骨下方风池穴处，两掌分置于两侧下颌部以托挟助力，然后掌指及臂部同时协调用力，拇指上顶，双掌上托，缓慢地向上拔伸1~2 min，以使颈椎在较短时间内得到持续牵引，如图20-50所示。

2）肘托拔伸法。受术者坐位，施术者站于其后，以一手扶于其枕后部以固定助力，另一侧上肢的肘弯部托住其下颌部，手掌则扶住头部以加强固定。托住其下颌部的肘臂与扶枕后部的手协调用力，向上缓慢地拔伸1~2 min，以使颈椎在较短的时间内得到持续的牵引，如

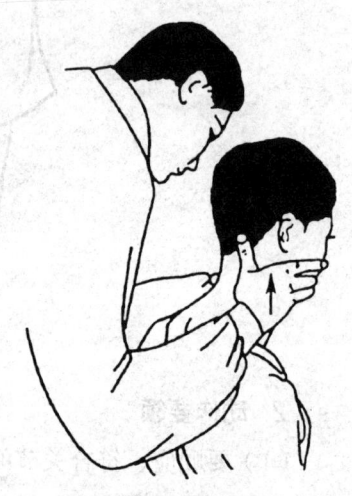

图20-50 掌托拔伸法

图 20-51 所示。

（2）肩关节拔伸法。受术者坐位，施术者立于其侧方，以两手分别握住其腕部和肘部，于肩关节外展位逐渐用力牵拉，同时嘱受术者身体向另一侧倾斜，或有助手协助固定其身体上半部，与牵拉之力相对抗，持续拔伸 1~2 min，如图 20-52 所示。

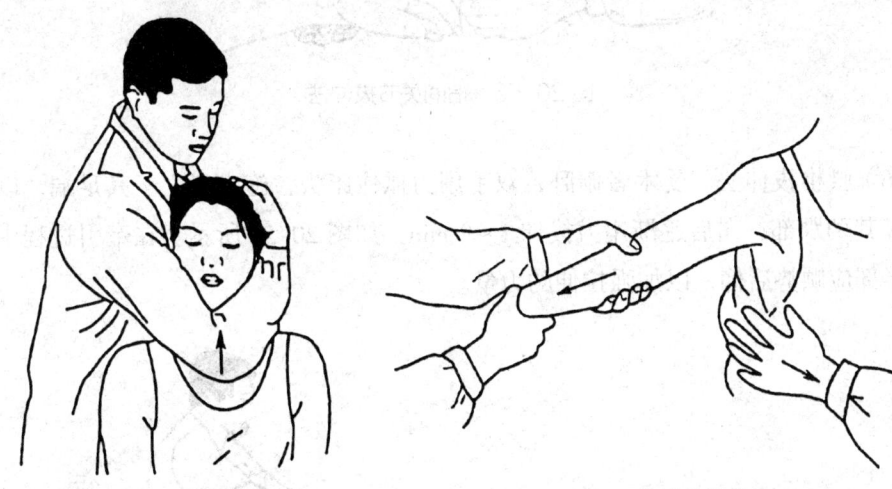

图 20-51　肘托拔伸法　　　　图 20-52　肩关节拔伸法

（3）肘关节拔伸法。受术者坐位或仰卧位，施术者立于其侧方，以一手握住其腕部，另一手握住其上臂，上肢外展位时两手对抗用力，持续拔伸 1~2 min，如图 20-53 所示。

（4）腕关节拔伸法。受术者坐位或仰卧位，施术者立于其侧方，以一手握住其前臂中段，另一手握住其手掌部，两手对抗用力，持续拔伸 1~2 min，如图 20-54 所示。

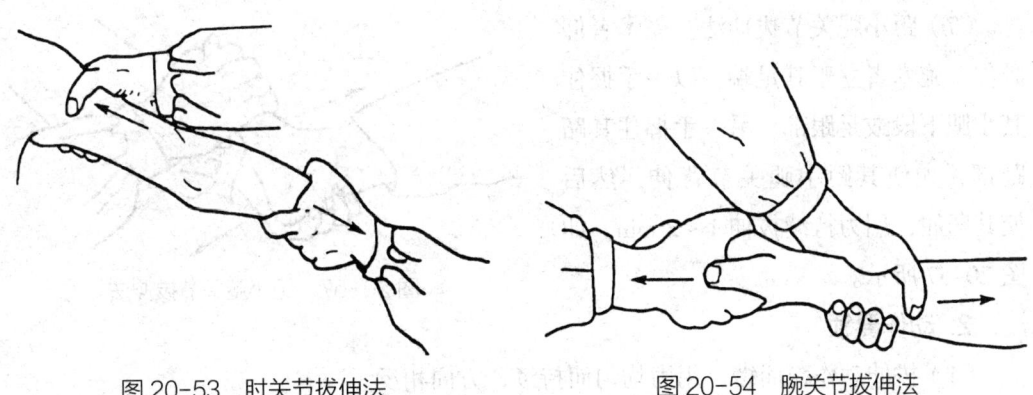

图 20-53　肘关节拔伸法　　　　图 20-54　腕关节拔伸法

（5）指间关节拔伸法。施术者以一手握住受术者腕部，另一手捏住其手指末节，两手对抗用力，持续拔伸 1~2 min，如图 20-55 所示。

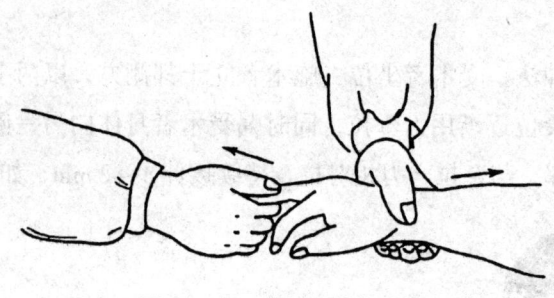

图 20-55 指间关节拔伸法

（6）腰椎拔伸法。受术者俯卧，双手用力抓住床头，施术者立于其足端，以两手分别握其两踝部，向后逐渐用力拔伸 1~2 min，如图 20-56 所示。在牵引过程中，身体上半部应顺势后仰，以加强拉伸的力量。

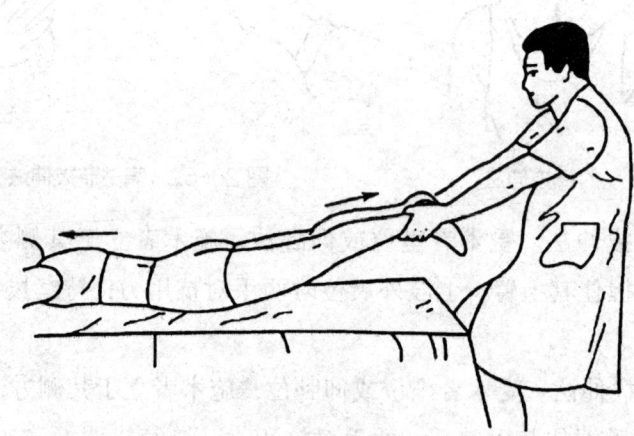

图 20-56 腰椎拔伸法

（7）距小腿关节拔伸法。受术者仰卧位，施术者立于其足端，以一手握住其小腿下段或足跟部，另一手握住其跖趾部，先使其距小腿关节背伸，然后使其跖屈，用力持续拔伸 1~2 min，如图 20-57 所示。

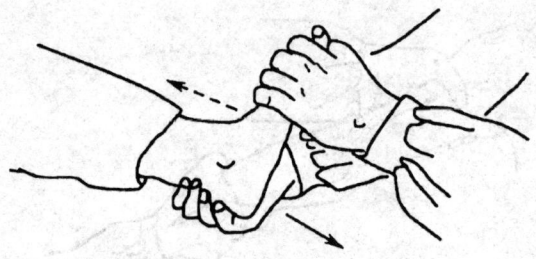

图 20-57 距小腿关节拔伸法

2. 动作要领

（1）拔伸动作稳而缓，用力均匀而持续，方向相反。

（2）在拔伸的开始阶段，用力由小到大，逐渐增加，拔伸一定程度后，则需要一个稳定的持续牵引力。

3. 康复保健应用

拔伸法属于刺激较重的手法,具有舒筋活血、理筋整复、松解粘连、滑利关节等作用,适用于全身各关节部,主要用于软组织损伤等病症的康复保健。

4. 注意事项

不可用暴力进行拔伸,以免造成牵拉损伤;要注意拔伸的角度和方向;在关节复位时不可在疼痛、痉挛较重的情况下拔伸。

第二十一章

食谱评价与调整

第一节 定性评价

制定食谱时,不必严格要求每份食谱的能量和各类营养素均与DRIs保持一致。一般情况下,每天的能量和三种产能营养素摄入量出入不是很大,其他营养素不超过可耐受最高摄入量,以一周为单位进行计算、评价即可。

一、食谱举例

以表21-1中的食谱为例进行定性评价。

● 表21-1 一日食谱

餐次	食物名称	原料名称	用量/g
早餐	馒头	富强粉	220
	小米粥	小米	290
	火腿肠	火腿肠	20
	凉拌菠菜	菠菜	100
午餐	红豆米饭	粳米	150
		红豆	20

续表

餐次	食物名称	原料名称	用量/g
午餐	肉片青椒	猪肉	50
		青椒	100
	凉拌豆腐丝	豆腐干	50
	炒三丝	胡萝卜	50
		土豆	50
		芹菜	100
	香蕉	香蕉	100
晚餐	打卤面	富强粉	50
		苦荞麦粉	50
		西红柿	125
		鸡蛋	50
	香酥鲫鱼	鲫鱼	50
	苹果	苹果	100
	酸奶	酸奶	200

注：全日烹调油 25 g，食用盐 6 g，水 1 500 mL。

二、定性评价

定性评价通常从以下几个方面进行。

1. 食谱中所含的食物类别是否齐全？是否满足多样化？

该食谱中的食物原料包括谷类、豆类、奶类、肉类、蔬菜、水果等多个类别，基本符合食物多样化要求。

2. 食谱中主食是否加入了粗粮或淀粉豆类？

该食谱含有一种粗粮（苦荞麦）和一种淀粉豆类（红豆）。

3. 食谱是否用豆制品或水产品替代一部分肉类？

该食谱中午餐有豆制品，晚餐有水产品。

4. 食谱中是否有奶制品？如果没有奶制品，是否有足够的豆制品和绿叶蔬菜来供应钙？

该食谱中有酸奶，也有豆制品和绿叶蔬菜，钙的供应充足。

5. 蔬菜中是否有 200 g 以上深色蔬菜，颜色是否多样？

该食谱中有菠菜、青椒、西红柿、芹菜，均属于深色蔬菜，颜色多样，数量充足，可提供不同类型的抗氧化物质。

6. 动物性食物是否选择了低脂食材？

该食谱中鲫鱼、酸奶均为低脂食材。

7. 烹调方法是否合理？油盐是否适量？

该食谱烹调方法无油炸、烧烤等，早午餐都有凉拌菜。烹调油和食盐用量皆在限量之内。

8. 是否摄入了过多零食？

该食谱含水果200 g，没有其他零食。

9. 食物的成本是否符合要求？

该食谱适合普通家庭使用，所选原料价格均较为低廉。

第二节 定量评价

一、食谱举例

以下述10岁男生一日食谱为例进行定量评价。

早餐：牛奶250 g、面包（面粉150 g）、火腿25 g、苹果100 g。

午餐：馒头（面粉150 g）、青椒肉片（青椒100 g、瘦猪肉45 g、植物油6 g）、豆干香芹（豆干30 g、芹菜100 g、植物油5 g）。

晚餐：米饭（籼米）125 g、韭菜烩豆腐（韭菜25 g、北豆腐30 g、植物油3 g）、番茄鸡蛋汤（番茄125 g、鸡蛋60 g、植物油5 g）。

二、评价步骤

1. 按类别将食物归类排序

谷薯类：面粉300 g、米饭125 g。

肉类：火腿25 g、瘦猪肉45 g。

豆制品：豆干30 g、北豆腐30 g。

奶类：牛奶250 g。

蛋类：鸡蛋 60 g。

蔬果类：苹果 100 g、青椒 100 g、芹菜 100 g、番茄 125 g、韭菜 25 g。

油脂类：植物油 19 g。

评价：食物种类齐全。

2. 评价食物所含营养素

（1）从食物成分表中查出每 100 g 食物所含营养素的量，算出每种食物所含营养素的量，计算公式为：

食物中某营养素含量 = 食物量（g）× 可食部分比例 × 100 g 食物中营养素含量 /100 g

以 300 g 面粉所含营养素为例，查食物成分表得出 300 g 面粉可提供：

能量：300 g × 100% × 354 kcal/100 g = 1 062 kcal

蛋白质：300 g × 100% × 15.7 g/100 g = 47.1 g

脂肪：300 g × 100% × 2.5 g/100 g = 7.5 g

碳水化合物：300 g × 100% × 70.9 g/100 g = 212.7 g

钙：300 g × 100% × 31 mg/100 g = 93 mg

铁：300 g × 100% × 0.6 mg/100 g = 1.8 mg

维生素 B_1：300 g × 100% × 0.46 mg/100 g = 1.38 mg

维生素 B_2：300 g × 100% × 0.05 mg/100 g = 0.15 mg

其余食物原料的计算过程略去。

（2）将食物中各种营养素分别累加，算出一日食谱中能量和营养素的量：能量 1 997 kcal，蛋白质 94.3 g，脂肪 62.6 g，碳水化合物 288.6 g，钙 598.0 mg，铁 8.3 mg，维生素 A 191.3 μg，胡萝卜素 934.4 μg，维生素 C 74.8 mg，维生素 B_1 1.8 mg，维生素 B_2 0.7 mg。

（3）将计算结果与中国居民膳食营养素参考摄入量中同年龄同性别人群的水平比较，进行评价。一般认为，能量可有 ±5% 出入，其他营养素允许有 ±10% 的出入，即摄入量与供给量的百分比在 90%～110% 范围内均正常；若低于 80%，说明体内储存量降低，可能出现缺乏症状；若低于 60%，说明严重不足，易引起缺乏症。

该男孩 DRIs 为：能量 2 050 kcal，蛋白质 50 g，钙 1 000 mg，铁 13 mg，维生素 A 500 μg，维生素 C 65 mg，维生素 B_1 1.0 mg，维生素 B_2 1.0 mg。

评价：比较可见，蛋白质摄入过高，维生素 B_2、钙、铁不足外，其他基本符合要求。应适当减少含蛋白质食物的供应，维生素 B_2、铁摄入不足可通过摄入动物肝脏或肾脏来补充，钙不足可增加摄入牛奶、虾皮、芝麻酱等含钙丰富的食物。

3. 评价三种供能营养素的供能比例

根据蛋白质、脂肪、碳水化合物的能量折算系数，分别计算三种营养素提供的能量以及占总能量的比例。

蛋白质供能比：94.3 g × 4 kcal/g ÷ 1 997 kcal ≈ 18.9%

脂肪供能比：62.6 g × 9 kcal/g ÷ 1 997 kcal ≈ 28.2%

碳水化合物供能比：1−18.9% −28.2% =52.9%

评价：蛋白质、脂肪、碳水化合物适宜的供能比分别为 10%～15%、20%～30%、55%～65%。该例食谱蛋白质供能比例稍高，应略降低肉、蛋、奶或豆制品的供应，以谷薯类替代。

4. 评价优质蛋白质比例

将来自动物性食物及豆类食物的蛋白质相加。

本例结果约为 40.6 g，40.6 g ÷ 94.3 g × 100% ≈ 43%，比例超过 1/3，接近 1/2，符合要求。

5. 评价三餐提供能量的比例

将早、午、晚三餐的所有食物提供的能量分别按餐次相加，得到每餐摄入的能量，然后除以全天摄入的总能量，检查是否符合 3∶4∶3 的比例。

早餐：770 kcal ÷ 1 997 kcal × 100% ≈ 38.6%

午餐：848 kcal ÷ 1 997 kcal × 100% ≈ 42.5%

晚餐：379 kcal ÷ 1 997 kcal × 100% ≈ 19.0%

评价：三餐提供的能量比例接近 3∶4∶3。

6. 食谱综合评价

根据以上计算和评价，对调查结果和存在问题提出改进意见，进行调整。

总的来看，该食谱种类齐全，能量及大部分营养素数量充足，考虑了优质蛋白质的供应，三餐能量分配合理，将蛋白质产能比例略调整降低后，即是比较科学合理的营养食谱。需要强调的是以上的食谱制定和评价主要根据宏量营养素的状况。

第二十二章

常见慢性病的中医健康管理

第一节 冠心病的中医健康管理

一、概念

冠心病是指冠状动脉发生粥样硬化使血管腔狭窄或阻塞，导致心肌缺血缺氧或坏死而引起的心脏病，亦称缺血性心脏病。

二、分类和症状

世界卫生组织将冠心病分为以下 5 型。

1. 无症状性心肌缺血：病人无自觉症状，但静息、动态或运动心电图有 ST 段压低、T 波低平或倒置等心肌缺血性改变。

2. 心绞痛：以发作性胸痛为主要临床表现，主要部位在胸骨体中段或上段之后，可波及心前区，界限不很清楚，常放射至左肩、左臂内侧达无名指和小指，或至颈、咽或下颌部。性质为压迫、发闷、紧缩、烧灼感，但不尖锐，不像针刺或刀割样痛，偶伴濒死感。

3. 心肌梗死：疼痛的性质和部位与心绞痛相似，但程度更剧烈，多伴有大汗、烦躁不安、恐惧及濒死感。全身症状表现为发热、心动过速。胃肠道症状有恶心、呕吐等。心律失常以室性心律失常最多。可发生心源性休克，心力衰竭。

4. 缺血性心肌病：表现为心脏增大、心力衰竭和心律失常，为长期心肌缺血导致心肌纤维化引起。

5. 猝死：因原发性心脏骤停而猝然死亡。

三、冠心病的中医健康管理

1. 食疗方法

（1）海带松。浸发海带 200 g，香油、绵白糖、精盐少许。先将浸软泡发洗净的海带放入锅内煮透捞出，再用清水洗去黏液。沥干水分后，即可把海带摆叠好切成细丝。然后在锅内放入香油，油七成热时，把海带丝稍加煸炒，盖上锅盖，略经油炸，揭开锅盖继续焙炸。当海带发硬、松脆时，捞出沥去余油入盘，加入绵白糖、精盐拌匀即可食用。可以软坚化痰，利水泄热，对于预防高脂血症、高血压、冠心病、血管硬化等均有一定的作用。

（2）香蕉茶。香蕉 50 g，蜂蜜少许。香蕉去皮研碎，加入等量的茶水中，调入蜂蜜搅匀当茶饮，可降压、润燥、滑肠，用于治疗冠心病、高血压、动脉硬化及便秘等。

2. 中医药调理方剂

（1）蜂蜜首乌丹参汤。蜂蜜 25 g，首乌、丹参各 25 g。先将两味中药水煎，去渣取汁，再调入蜂蜜拌匀，每日 1 剂。此方有益气补气、强心安神之功效。

（2）人参大枣汤。人参 10 g（切片），大枣 50 g，水煎服，每日 1 剂。此方有大补元气、益气生津、养血宁神之功效。

（3）菊楂决明茶。菊花 3 g，山楂片、决明子（捣碎）各 15 g，放入茶杯，开水浸泡 30 min，代茶频饮。此方有熄风平肝、行气散瘀、降脂降压之功效。

3. 饮食起居注意事项

（1）保持心情平和。冠心病患者要注意保持情绪的稳定，不要过度兴奋、激动、生气、劳累、悲伤等，以免导致心脏病的复发。

（2）注意保暖。注意季节的变化，冬季阴盛阳衰，容易造成寒凝气滞、瘀血阻络的现象。因此，提醒冠心病患者冬季要注意防寒保暖，外出应戴口罩或帽子，避免寒风直吹。总之，应注意春季防风，夏季防暑，秋季防燥，冬季防寒。

（3）忌房事、防便秘。房劳伤肾，肾阴不足则心血亏虚，所以冠心病患者一定要忌房事。便秘常常是冠心病复发的诱因之一。若冠心病患者便秘，应该适当地多食含纤维素的蔬菜，如芹菜、韭菜、菠菜等；可在清晨空腹喝一杯淡盐水，对便秘有缓解功效。

（4）科学适度运动。凡是在疾病稳定期的都可以做步行、广播操、太极拳、慢跑等运动，每日 30 min 左右。注意不要在饥饿、劳累时进行。

（5）医疗护理措施的配合。坚持服用预防心绞痛的药物，随身携带保存在深色密封玻璃瓶内的硝酸甘油类药物，并注意过期更换，定期门诊复查。

4. 预防方法

（1）减肥。肥胖者患心脏病的概率远远高于正常体重的人，特别是"苹果形"身材（腰臀肥胖）的人更危险。

（2）合理膳食。宜摄入低能量、低胆固醇、低盐饮食，多食蔬菜、水果和粗纤维食物，如芹菜、糙米等，避免暴饮暴食，注意少量多餐。

（3）适当运动。每天适度运动 20 min，可使心脏病的患病概率下降，其中以快走的效果最好。

（4）戒烟。吸烟者患心脏病的风险是不吸烟者的 2 倍。研究发现，戒烟 2～3 年后，患心脏病的风险就会降至与不吸烟者一样的水平。

（5）警惕心脏病的先兆。避免过度劳累，当出现失眠、头晕、上腹部疼痛等不适时，应引起重视。要保证充足的休息时间，不要超负荷工作。

第二节　脑梗死的中医健康管理

一、概念

脑梗死又称缺血性脑卒中，包括脑血栓形成、腔隙性梗死和脑栓塞等，是指因脑部血液循环障碍，缺血、缺氧所致的局限性脑组织的缺血性坏死或软化。

二、症状

通常病人可有某些未引起注意的前驱症状，如头晕、头痛等。多数病人在安静休息时发病，不少病人在睡眠中发生，次晨被发现不能说话，一侧肢体瘫痪。多数病人意识清楚，少数病人可有不同程度的意识障碍，持续时间较短。

三、脑梗死的中医健康管理

1. 食疗方法

（1）三味粟米粥。取豆豉 150 g，荆芥穗、薄荷叶各 50 g，水煎取汁，去渣后入粟米（色白者佳）150 g，酌加清水煨粥。每日 1 次，空腹食用。适用于脑梗死后言语蹇涩、精神昏聩者。

（2）羊脂葱白粥。取葱白、姜汁、花椒、豆豉、粳米各 10 g，羊脂油适量，加水共煨粥。每日 1 次，连喝 10 日。用于预防偏瘫。

（3）大枣粳米粥。以黄芪、生姜各 15 g，桂枝、白芍各 10 g，加水浓煎取汁，去渣。取粳米 100 g、红枣 4 枚加水煨粥。粥成后倒入药汁，调匀即可。每日 1 次，可益气通脉、温经和血。用于治疗脑梗死后遗症。

2. 中医药调理方法

（1）大活络丹 1 丸，每日 2 次。适用于风寒湿痹引起的中风偏瘫、口眼歪斜、言语不清。

（2）牛黄清心丸 1 丸，每日 2 次。适用于气血不足、痰热上扰引起的中风不语、口眼歪斜、半身不遂。

（3）华佗再造丸 8 g，每日 2 次。适用于瘀血或痰湿闭阻经络引起的中风瘫痪、口眼歪斜、言语不清。

3. 饮食起居注意事项

鼓励能吞咽的病人进食高蛋白质、高维生素的食物，选择软饭、半流质或糊状食物，避免粗糙、干硬、辛辣的食物。要控制食盐用量，每日食盐 3 g，可在烹调后再加入食盐拌匀即可。少量多餐，给病人充分的进餐时间充分咀嚼，进食后应保持坐立位 30～60 min，防止食物反流。要经常饮水，尤其在清晨和晚间。这样可以稀释血液，防止血栓的形成。

4. 脑梗死的预防

（1）控制体重。脑梗死患者需保持或减轻体重，使 BMI 维持在 $18.5 \sim 24.9 \text{ kg/m}^2$，腰围应小于 90 cm。

（2）戒烟限酒。香烟中含 3 000 多种有害物质，烟中的尼古丁进入人体，能刺激植物神经，使血管痉挛，心跳加快，血压升高，血中胆固醇增加，从而加速动脉硬化。过量饮酒会引起心血管疾病，应限制饮酒。

（3）积极运动。适当的锻炼可增加脂肪消耗、减少脑梗死患者的体内胆固醇沉积，提高胰岛素敏感性,对预防肥胖、控制体重、调整血脂和降低血压均有益处。劳逸结合,避免过度劳累。

(4)心理指导。保持平静的心态,避免情绪激动,多与他人交流,减轻精神压力。

(5)调节血压、血脂、血糖。遵医嘱正确服用降压、降糖和降脂药物,定期检查,动态了解血压、血脂变化,当出现头晕、头痛、一侧肢体麻木无力、讲话吐字不清时,要及时就诊。

第三节 银屑病的中医健康管理

一、概念

银屑病俗称牛皮癣,是一种慢性炎症性皮肤病,以红斑、鳞屑为主,全身均可发病,以头皮、四肢伸侧较为常见,多在冬季加重,病程较长,有易复发倾向,有的病例几乎终生不愈。对银屑病的病因虽然进行过许多研究,但至今尚不十分清楚。目前认为,本病的发生原因不是单一的,可能涉及多方面,如遗传、精神、气候、感染、饮食等因素,此病对患者的身体健康和精神状况影响较大。

二、症状

银屑病的皮肤损害的临床表现形式多种多样,分布部位很广泛,病情的轻重差别也很大,皮损一般发生在头皮、躯干、四肢的伸侧,出现红丘疹或红斑,表面有较厚的银白色鳞屑,严重时,全身皮肤发红,覆盖皮屑。少数在红斑上出现群集性浅表的无菌性脓疱。

还有部分患者同时发生类风湿性关节炎样的关节损害,可累及全身大小关节,但以末端指(趾)节间关节病变最具特征性。受累关节红肿疼痛,关节周围皮肤也常红肿,关节症状常与皮肤症状同时加重或减轻。

三、银屑病的中医健康管理

1. 食疗方法

银屑病是一种慢性炎症性皮肤病,传统中医认为肺主皮毛,食用下面五种简单又滋补的粥,可祛风润燥,养阴清肺,对牛皮癣患者皮损大有裨益。

(1)梨子粥。梨子2个,洗净后连皮带核切碎,加粳米100 g和水煮粥。因梨具有良好的润燥作用,牛皮癣患者可经常食用梨子粥。

(2)栗子粥。栗子50 g、粳米100 g加水同煮成粥。因栗子具有良好的养胃健脾、补肾强筋、活血止血的作用,栗子粥尤其适用于老年牛皮癣患者的腰腿酸痛、关节痛等。

(3)芝麻粥。芝麻50 g、粳米100 g,先将芝麻炒熟,研成细末,待粳米煮熟后,拌入芝麻同食。芝麻粥适合伴有便秘、肺燥咳嗽、头晕目眩者食用。

(4)胡萝卜粥。将胡萝卜用素油煸炒,加粳米100 g和水煮粥。因胡萝卜中含有胡萝卜素,人体摄入后可转化为维生素A,适合皮肤干燥、口唇干裂者食用。

(5)菊花粥。菊花60 g,粳米100 g,先将菊花煎汤,再同煮成粥。因其具有散风热、清肝火、明目等功效,对秋季风热型感冒、心烦咽燥、目赤肿痛等有较好的治疗功效,同时对患有心血管疾病的牛皮癣患者也有较好的防治作用。

2. 中医药调理方法

(1)消风散加减。常用防风、金银花、蝉衣、苦参、白藓皮、生地、黄芩,可清风清热凉血,适用于风热型银屑病。

(2)桂枝汤加减。常用桂枝、麻黄、当归、赤芍等,可活血疏风、散寒,适用于风寒型银屑病。

(3)散风苦参汤加减。有苦参、制大黄、防风、黄芩、黄柏、白藓皮、丹皮、连翘、木通、生地,可清热利湿,祛风止痒,适用于湿热型银屑病。

(4)治癣汤。常用丹皮、金银花、生地、桃仁、红花、麦冬、大青叶、板蓝根等,可清热凉血活血,适用于血热型银屑病。

3. 银屑病的预防

(1)注意心理调节,心情开朗不发愁,适当参加体育锻炼和文娱活动,消除紧张和疲劳。

(2)尽量避免外伤与感染,积极治疗如扁桃体炎、咽炎、牙龈炎等慢性炎症。

(3)改变生活方式,控制吸烟,少饮酒,增加钙及各种维生素摄入,使膳食平衡,营养均衡。

第二十三章

中医健康管理知识培训

第一节　中医健康管理知识培训计划的制订

在对中医健康管理人员进行培训的体系中，制订培训计划是关键环节之一，培训计划的编制要考虑培训的层次性、计划的持续性和计划的可操作性。

培训是向中医健康管理人员传授完成本职工作所必需的正确思维认知、基本知识和技能的过程，以知识及技能传递为主。培训有助于降低损耗、减少事故发生、改善工作质量、提高人员整体素质及研究能力等。

一、培训计划制订的原则

1. 培训计划必须与组织、部门、项目的发展目标一致，对目标进行分解分析。
2. 要以目前具备的条件和可利用的资源为依据，分析现状、条件，使培训能够实施。
3. 要以培训需求分析为基础，进行培训计划的设计，组织的、部门的、项目的、个人的需求各不相同，设计的培训应该进行综合考虑。
4. 要依据拥有的培训资源状况进行设计，包括硬件、软件、经费等。
5. 培训计划要考虑设计不同的方式来适应学员不同的需求。
6. 培训计划需要纳入组织机构、部门等的年度计划，以免发生冲突。
7. 培训计划应该包括培训效果和效益的预测和分析。

二、培训计划制订的流程

培训需求调查→培训需求分析→培训计划制订→培训计划沟通→培训计划修订。

三、培训计划的内容

根据培训的要求设计相应的内容。

1. 培训目标

培训目标应该包括素质层面、知识层面和技能层面。

2. 培训时间和地点

合理安排培训的时间,有助于完成整个计划的内容;地点应依据培训的方式和内容而定。

3. 培训内容

培训目标是内容设计的基础,针对不同的对象、不同的培训目的,培训的内容也会不同。

4. 培训师资

根据培训的要求明确选择师资的标准,确定师资的来源以及对师资的管理。

5. 培训对象

明确培训对象的背景、数量。

6. 培训教材和工具

主要包括书籍、手册、指南、图表、录像带、光盘、网络资源库。

7. 培训形式与方法

根据培训的目的,培训对象的特征、兴趣和动机确定不同的形式,或多种形式相结合。

8. 培训评价

根据培训的目的设计培训评价的形式和时间。

9. 培训预算

在培训计划中一定要对费用进行测算,并按照预算执行。

第二节　中医健康管理知识培训计划的实施

根据培训需求分析、制订培训计划是培训组织的总体规划，完成以上步骤之后进入培训的具体实施阶段。

一、培训的实施步骤及内容

中医健康管理知识的培训与其他人员培训的基本步骤是一致的，包括确定培训时间、选择培训场所、设置培训课程、遴选师资、选择培训方式、准备培训设备、设定培训要求等。

1. 确定培训时间

应根据培训方案中计划推进的要求，汇总培训的具体时间，包括课程整体的时间、开课的时间、每一模块培训课程的具体时间，形成培训课程进度表，并且明确考核和结业的时间。

2. 选择培训场所

根据培训的规模、方式确定场所的空间，根据培训目的、方式确定场所的配套设施。既需要有讲授的空间——教室，也要有技能示教的空间和设施，还需要有学员技能训练和考核的空间和设施。

3. 设置培训课程

培训课程的设置也需要按照一定的流程进行，以达到培训目标的要求。

4. 遴选师资

师资选择也是一个关键性的环节，要综合考虑对师资的要求：有丰富的实践经验（要具备中医健康管理服务的实践经验），有独立设计课程的能力，有教学经验，有较强的授课能力，授课的效果评价好，有相关领域的知识或技能。一门课程也可以由多个不同特点的教师共同承担，完成培训目标。

5. 选择培训方式

培训方式根据培训的内容、学员的背景、培训的阶段不同可以进行多种组合。如在讲授常见慢性病中医健康管理时可以运用案例分析的方法，既形象、生动，又深刻，可以提高学员的学习效果。

6. 准备培训设备

培训的辅助设备可以提高授课的效果。

7. 设定培训要求

为了保证培训的效果,培训在具体实施过程中需要营造良好的互动气氛,但也需要规章制度来约束学员和教师的行为。

二、培训的实践指导

实践指导是为了帮助学员在学习实践过程中,将基础知识与中医操作技能相结合,并获得所必需的专业及个人技能、态度和行为。

1. 实践指导内容的设计

实践指导内容设计包括实践指导的课时、实践指导分组、实践指导场所选择、实践指导的要求。

2. 实践指导关键环节

(1) 示教。实践指导的形式对学员掌握知识和技能非常有帮助,其中示教是实践指导的重要形式。培训教师应认真演示每一项操作流程、步骤及细节,可通过真人示教方法和模拟人示教方法完成。

(2) 训练。在训练过程中,应强调训练分组的要求及时间的把握。可根据参加培训的人数分成若干组,每组10人左右,进行分组训练,以调动学员参与的积极性。

(3) 观摩。观摩老师的示教,在实践指导过程中可增加观摩考察的方法。

(4) 讲评。教师对小组讨论情况进行点评,总结经验,分析存在的不足。讲评的内容包括分组训练及观摩的效果,以及存在的问题。

三、实践指导要求

1. 技能操作步骤与流程

工作准备→回顾与示范→训练与分组→观摩与讨论→讲评与小结。

(1) 工作准备

教师准备:服装整洁,仪态仪表符合要求,语言准备,示范关键动作准备。

用品准备:示教物品准备、记录物品准备、观摩考察物品准备。

环境准备:清洁,整洁。

学员准备：服装整齐，礼仪规范。

（2）回顾与示范。实践指导前应首先回顾上一节课的培训内容，总体介绍本次实践指导课的安排。如本单元训练整体安排、目标、时间、重点内容等，大约 10 min；然后进行示范演示，包括分节动作与整体动作演示，大约 20 min。

（3）训练与分组。对实训室进行必要的布置，安排好训练场所；每组选出负责人和记录人，教师进行巡回督导，时间大约为 40 min。

（4）观摩与讨论。可采取抽签方式排列现象题序，提出观摩中的要求及每组演示的时间，总体需要约 30 min。

（5）讲评与小结。讲评的内容主要结合训练中的进度进行，以提示学员能在今后的工作过程加以改进，讲评大约需要 5 min。

2．注意事项

（1）实践指导过程中，应注意示教顺序，示范演示应边讲边做。

（2）实训分组时每组成员不宜过多。

（3）注意找出在观摩过程中被学员忽略的问题。

（4）注意选用适宜的小结方法。

第三节　中医健康管理知识培训计划的评价

培训的评价是对培训的一种反馈，是对培训实施质量控制的关键步骤之一。通过评价可以检验培训项目是否达到目标和要求；可以找出培训的不足，以便改进；可以发现新的培训需要，为决策提供信息；可以证明培训的投资获得回报。因此，要采取恰当的方法，对培训进行充分、正确的评价。

一、评价内容

1．对学员的评价

对学员的评价包括培训后的测试，一般有笔试、口试、操作考试和课程案例分析等形式。

2. 对教师的评价

对教师的评价包含授课和课程两个方面，可以是一次，也可以是多次，甚至可以设计成每一堂课后都进行评价。

3. 对培训的组织管理的评价

对培训的组织管理的评价包括时间、场所、设备以及整个培训内容的设计，可以使用满意度问卷，在课程结束时对课程整体设计的各个方面、教师等的满意情况进行评价。

4. 对培训效果和效益的评价

对培训效果和效益的评价包括预算的执行情况、培训后学员提高自身能力和组织绩效的情况，一般可以应用绩效考核指标体系来回顾培训前后员工的绩效变化程度，这部分内容可能是管理者比较关心的内容。

二、评价步骤

评价可以通过以下6个步骤完成：确定评价目的，量化评价标准；设计培训评价方案；收集培训评价信息；处理分析数据；撰写培训效果评价报告；应用/反馈培训评价结果。

三、常用的评价工具

可使用相关的表格或问卷进行评价，如学员对培训的反应评价问卷、培训课程评价问卷、教师授课评价问卷等。